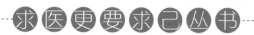

自我治疗
类风湿性关节炎

王海泉 李 萍 王 丹 编著

U0273269

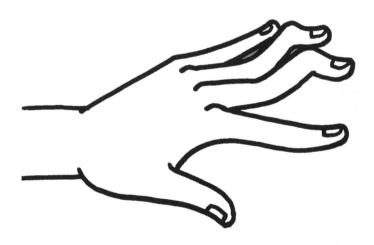

中国中医药出版社
·北京·

图书在版编目（CIP）数据

自我治疗类风湿性关节炎 / 王海泉，李萍，王丹编著 .—北京：
中国中医药出版社，2012.9（2022.4 重印）
（求医更要求己丛书）
ISBN 978-7-5132-1018-8

Ⅰ.①自… Ⅱ.①王…②李…③王… Ⅲ.①类风湿性关
节炎—治疗Ⅳ.① R593.220.5

中国版本图书馆 CIP 数据核字（2012）第 143332 号

中国中医药出版社出版
北京经济技术开发区科创十三街 31 号院二区 8 号楼
邮政编码　100176
传真　010-64405721
河北省武强县画业有限责任公司印刷
各地新华书店经销

开本 710×1000　1/16　印张 13　字数 237 千字
2012 年 9 月第 1 版　2022 年 4 月第 8 次印刷
书号　ISBN 978 – 7 – 5132 – 1018 – 8

定价　39.00 元
网址　www.cptcm.com

服 务 热 线　010-64405510
购 书 热 线　010-89535836
维 权 打 假　010-64405753

微信服务号　zgzyycbs
微商城网址　https://kdt.im/LIdUGr
官 方 微 博　http://e.weibo.com/cptcm
天猫旗舰店网址　https://zgzyycbs.tmall.com

如有印装质量问题请与本社出版部联系（010-64405510）

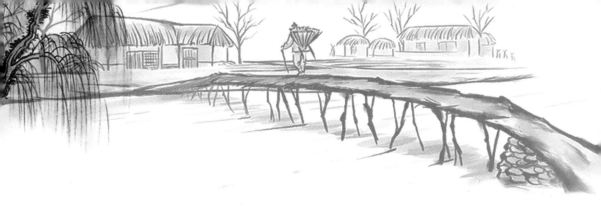

《求医更要求己丛书》
编委会

主　编　王海泉

编　委（以姓氏笔画为序）

丁振英　于丽华　马青春　王　丹　王　静

王子娥　王月卿　王海泉　王继平　冯彦君

成素珍　吕冬梅　任秀红　刘　华　刘　芳

刘　渤　刘华琳　刘阳川　刘连凤　刘炳辉

刘菲菲　牟青慧　李　勇　李　萍　李　琳

李玉霞　李华东　李慧霞　肖皓明　吴立明

辛　梅　宋晨光　张　国　张　鸿　张凤莉

张冰梅　张祖煌　张海岩　张增芳　陈秀英

季　远　周　平　周长春　孟迎春　赵士梅

赵秋玲　柳　青　姚易平　郭　鹏　郭海涛

黄　慧　黄德莲　崔艺蒿　盖志刚　尉希超

程爱军　董泗芹　管理英　颜　梅

《求医更要求己丛书》
编写说明

　　进入 21 世纪以来，随着科学技术和社会经济的发展，人类疾病谱发生了巨大的改变，生活方式疾病、心身疾病代替感染性疾病跃居疾病谱前列。疾病的发生也由过去单一因素致病演变为多因素共同作用致病。这一转变开始引导医学界不只从纵深，也从更广的层面思考疾病，而各种化学药品带来的毒副作用更促使人们寻找自然、绿色的解决病痛的方式方法。两千多年前的中国医学典籍《黄帝内经》中说："言不可治者，未得其术也。"认为疾病治不好，是因为没有掌握正确的方法。"人之患，患病多；医之患，患道少。"意思是说病人担心患病多，而医生担忧治疗疾病的方法少。古人的这些话在今天依然对我们的临床有深刻的启发和指导意义。

　　与疾病作斗争不只是医生、护士的事，每一个病人、病人家属都应该参与，在医护人员的指导下，大家共同努力，才能有效地防病治病。尽管非医护人员的参与非常有限，但是这种参与非常重要。为了更好地使人们参与疾病的预防、治疗，我们密切结合临床，查阅大量资料，编写了这套《求医更要求己丛书》，将传统医学中的按摩、拔罐、刮痧、熏洗、艾灸、手疗、足疗、耳疗、药物、贴敷、食疗以及现代医学中的运动、音乐、心理调护的治病方法介绍给读者，为患者提供更多自我治疗的途径，突出其自然性、实用性，使读者易读、易懂、易掌握，在家中就可进行自我治疗，充分发挥患者主观能动性，为患者开辟自我康复的新天地，希望能对患者有所裨益。

王海泉

于山东省立医院

2012 年 8 月

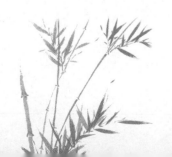

目　录

第一章 概 述

什么是类风湿性关节炎

关节疼痛是我们生活中常常遭遇的，但是大多数人都不太在意，不把它当成一回事。如果实在是疼得厉害了，也就是自己抹上点红花油，贴些膏药之类的完事。但是，您有没有想过，关节痛并不一定就单纯是骨头出了问题呀。您一定也更猜想不到，关节痛很可能是一种非常严重的疾病的临床征兆——类风湿性关节炎（RA），您听说过吗？

目前，除中、英、美三国使用"类风湿性关节炎"病名外，法国、比利时、荷兰等法语系国家称之为慢性进展性多关节炎；德国、捷克和罗马尼亚等称之为原发性慢性多关节炎；俄国称之为传染性非特异性多关节炎；日本则称之为慢性关节风湿症。

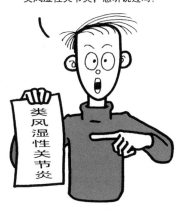

类风湿性关节炎，您听说过吗？

图 1-1

类风湿性关节炎，日常生活中我们常简称为类风湿，是一种病因还不是很明确的慢性全身性炎症性疾病，以慢性、对称性、多滑膜关节炎和关节外病变为主要临床表现，属于自身免疫炎性疾病。

该病好发于手、腕、足等小关节，反复发作，呈对称分布，也就是常常成双成对的出现。早期有关节红肿热痛和关节的运动不灵等功能障碍，晚期关节就会出现不同程度的僵硬畸形，并且由于关节的缺乏运动，会带来骨和骨骼肌的萎缩，非常容易导致残疾。从病理改变的角度来看，类风湿性关节炎是一种主要累及关节滑膜（以后可波及关节软骨、骨组织、关节韧带和肌腱），其次为浆膜、心、肺及眼等结缔组织的广泛性炎症性疾病。类风湿性关节炎的全身性表现除关节病变外，还有发热、疲乏无力、心包炎、皮下结节、胸膜炎、动脉炎、周围神经病变等。广义的类风湿性关节炎除关节部位的炎症病变外，还包括全身的广泛性病变。

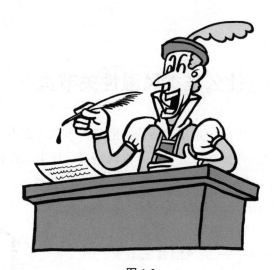

图 1-2

一、流行病学

1. 性别　女性较男性更容易罹患此疾病，平均高出 3 倍左右，特别是 40 岁以上的中年妇女，更是类风湿性关节炎的高危人群。在我国，曾到医院就诊过的关节炎患者有 2/3 是女性，幼年（青少年）类风湿性关节炎大多侵袭女童，女童的患病率占发病率的 86%。所以在这里，要提醒广大的女性朋友，在照顾家庭、忙事业的同时，一定要注意自己的健康状况。

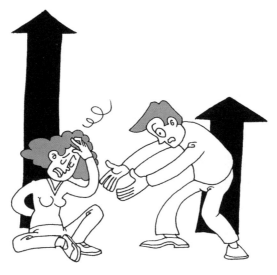

图 1-3

小知识

类风湿性关节炎对血液系统有什么影响？

　　RA 对血液系统的影响，常见的是轻、中度贫血。原因是：①消化系统病变导致营养不足。②非甾体药物长期应用，引起消化道溃疡和慢性失血。③25％的贫血病人存在铁缺乏。

　　2. 年龄　国外文献指出，类风湿性关节炎的发病年龄最小为 6 周岁，最大为 70 岁，而我国统计资料则显示，发病年龄最小者为 10 个月，最大者为 77 岁。3 岁以下的关节炎多半不是类风湿性，临床上应多考虑感染过敏性关节炎、化脓性关节炎和结核性关节炎等。70 岁以上的关节炎则应该多考虑骨性关节炎和痛风性关节炎等。所以，从发病年龄来看，类风湿性关节炎的发生还是比较普遍的。

　　3. 家族遗传　类风湿性关节炎有明显的遗传倾向，研究显示，病人家族中类风湿性关节炎的发病率比健康人群家族中高 2 ~ 10 倍。

二、基本症状

1. 关节症状

（1）晨僵：类风湿性关节炎患者到医院就诊时，经常会听到医生说到晨僵这两个字，那么什么叫做晨僵呢？晨僵是指早晨起来清醒以后，患者发现关节发僵、强直、活动受限，而不是疼痛或者肌肉受限，起床活动或者温暖后，就可以缓解或消失。晨僵持续时间的长短，被认为是衡量病变活动程度的标准之一。一般我们将晨僵分为三度：轻度的患者有 1～3 个关节受累，做一下轻微的活动或者局部关节温暖后 15～60 分钟自行缓解；中度的患者可以出现 4 个以上的小关节或 1～2 个大关节同时受累，早晨起来或睡醒活动 1～6 个小时后才能缓解或消失；重度的患者有 7 个以上的关节或者全身多关节同时受累，晨僵持续 6～12 小时，甚至是一整天，无法自行缓解，必须借助服用药物或在他人的帮助下才能轻微活动。

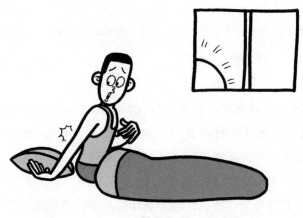

图 1-4

另外，需要注意的是，这种晨僵应该和老年人或正常人的生理性轻度晨僵相区别。有些老年人可能也有早晨起来后肢体酸痛、麻木的感觉，就误以为自己也得了类风湿性关节炎，其实这是由于老年人的肢体活动不灵而造成的，正常人是由于疲劳入睡或睡眠时体位不舒适导致起床后的肢体酸痛、麻木，而且持续时间要小于 15 分钟，程度较轻，容易缓解。另外晨僵并不是类风湿性关节炎的特异性症状，系统性红斑狼疮、硬皮病、多肌炎、血清阴性脊柱关节病都可以出现晨僵症状。

（2）关节肿痛：是类风湿性关节炎的主要症状。关节的肿胀疼痛常常侵及掌指关节、腕关节、肩关节、趾间关节、踝关节及膝关节，但是肩、髋等大关节的肿胀并不多见。关节疼痛程度常常和关节肿胀轻重有关，肿胀越明显，疼痛越重。这与滑膜炎和关节周围组织的炎症有关。比较轻的关节炎症，患者在静止的时候不痛或者疼痛较轻，

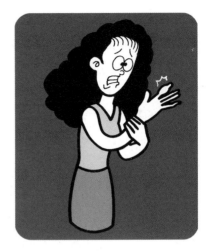

图 1-5

刚开始活动时疼痛加剧，活动一会儿就会减轻。另一种是自发性疼痛，在静止状态下疼痛，活动后更严重，这就表明关节炎症严重，病变处于急性进展期，关节功能严重受限，一般都要应用止痛的药物才能缓解。此外，关节的肿痛常常呈游走性和对称性，经常是此起彼伏，此轻彼重。病变早期游走间隔时间比较短，一旦关节肿胀后，游走间隔可以延长到 1 个月以上，此后往往多个关节相继肿胀或疼痛，多呈对称性。

由于炎症关节周围的肌肉萎缩、肌肉软弱无力，甚至感到上楼、拿两三斤重的物品或开门都有困难。炎症若侵犯颈椎，就会导致枕部头痛，尤其是低头时间过长更明显，头向肩部旋转活动时头痛加剧，肩或臂部感觉异常。胸锁关节及胸骨柄关节也常受累，局部肿胀、疼痛及压痛。

（3）关节畸形：类风湿性关节炎如果早期没有得到及时有效的治疗，将有相当一部分患者的关节结构发生严重改变，最终导致关节畸形。这是由于在关节软骨破坏、关节周围肌肉萎缩和韧带牵拉等多种因素同时作用下，关节发生解剖结构破坏，甚至半脱位或脱位，直接导致外观形态发生畸形性改变。常见的手部畸形有"天鹅颈"畸形，主要表现为近端指间过度伸直或继发的远端指间关节屈曲（图 1-6）。"纽扣花样"畸形，主要由于伸肌腱的中央部分撕裂或外侧骨间带移位，或近端指间关节屈曲，远端指间关节过伸而形成的。"槌状指"是由于伸屈肌腱不完全撕裂使肌腱延长，而形成的远端指间关节屈曲畸形。人体全身有 187 个滑膜关节，类风湿病可以侵袭其中的任何一个，包括构

成关节的滑膜、软骨、骨及肌腱、韧带、滑囊、肌膜都可能受到侵犯。常见受累发病的关节是指、趾、踝、腕、肘、膝、髋、颞颌、胸肋、颈和肩。有人统计，约有 30% 的病人首起发病的是指关节，26% 的病人首起发病的是膝关节，10% 的病人首起发病的是腕关节。类风湿起病时多为 1～3 个关节，以后受累关节的数目绝大多数病人为 4～10 个关节。但类风湿极少侵犯远端指、趾关节。

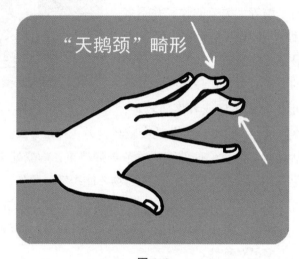

图 1-6

1）手关节受累的表现：几乎所有的类风湿性关节炎患者都累及手指关节，常常是对称性的近端指间关节、掌指关节疼痛、肿胀、活动受限。这些关节是类风湿性关节炎最先累及的而且也是晚期产生特征性畸形的部位。主要表现是手指僵硬，不能握紧拳头或者拿重物，手指疼痛，夜间麻木，使劲甩手可以缓解。手指肿胀以早晨更为显著，有些手指关节可以发生绞索，如果强行掰开则有剧痛。早期近端指间关节肿胀膨大，呈梭形或纺锤形改变。随着疾病发展，手关节可以产生多种畸形从而严重影响手的功能。

2）腕关节受累的表现：腕背部肿胀是类风湿性关节炎的最早体征之一。肿胀可以涉及手的伸肌腱鞘和屈肌腱鞘，尤其以尺侧腕伸肌和指伸肌最为明显。腕部最突出的部位，也就是解剖上所说的尺骨茎突周围炎症可以引起软组织肿胀和局部压痛。这一个特点对于诊断类风湿性关节炎非常有意义。随后出现的滑膜炎，可以累及腱鞘和多腔的关节间隙，关节软骨破坏，骨质破坏，关节间隙变窄、拥挤，关节周围肿胀，骨质吸收，囊性变，可以出现关节半脱位，伸手时向内侧偏移。这里应该指出的是腕关节是最早出现运动受限的部位之一。

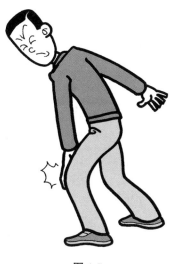

图 1-7

3）膝关节受累的表现：60%的类风湿性关节炎患者有膝关节炎，13%的患者以膝关节为首发表现。主要表现为膝关节僵硬、肿胀、疼痛、压痛，行走、上下楼、起立、下蹲困难等表现。

4）踝关节受累的表现：约有一半的类风湿性关节炎患者有踝关节受累，出现内踝、外踝或整个踝关节肿胀、疼痛、压痛、行走困难、活动受限，软组织肿胀明显，可以累及跟腱，出现跟腱炎和跟部滑囊炎，晚期可以出现足内翻或足外翻畸形。

5）特殊关节受累的表现：类风湿患者若表现为后颈部、枕部疼痛，有时可以放射到肩胛骨的内侧缘，偶尔可以放射到一侧或者双侧的手臂，颈部活动受限，颈部无力，难以保持正常体位。这是因为颈椎的可动小关节及其周围腱鞘受累出现颈痛、活动受限，有时候因为解剖位置往往不容易被检查出来，有时候甚至因为半脱位而出现脊髓受压。另外，肩、髋关节由于周围有比较多的肌腱等软组织包围，所以也很难发现肿胀。所以往往表现为局部疼痛和活动受限。髋关节往往表现为肿胀，臀部和下腰部疼痛。另外，有些患者朋友刚开始发病的时候可能会出现讲话或咀嚼的时候疼痛，严重的患者不能张口。这是由于颞颌关节受累而表现出来的。

（4）关节功能障碍：类风湿性关节炎患者发病的最初症状为关节疼痛和肿胀，随着病程的进展，病情逐渐加重，关节的正常生理结构遭到破坏，直接导致关节的活动功能发生障碍。美国风湿病学院将因为类风湿性关节炎而影响了生活的程度分为四级。

Ⅰ级：可以照常进行日常生活和各项工作。

Ⅱ级：可以进行一般的日常生活和某种职业工作，但是参与其他项目活动受限。

Ⅲ级：可以进行一般的日常生活，但是参与某种职业工作或其他项目活动受限。

Ⅳ级：无法完成日常生活的自理，参与工作的能力受限。

（5）关节摩擦音：类风湿的关节炎症期，如果你把你的手放在相关的运动关节上常可感到细小的捻发音或有握雪感，以肘、膝关节最为典型，此时表明关节存在炎症。有的关节炎症消退后，活动关节可以听到或触到嘎嗒声响，这在指和膝关节、髋关节最明显，可能是类风湿伴有骨质增生所致。

小知识

有些人认为，类风湿因子阳性就是得了类风湿性关节炎，其实不然。类风湿因子的测定并没有特异性。类风湿因子阳性也可见于其他风湿性疾病、蛋白代谢及遗传异常，以及有慢性抗原刺激的其他疾病。

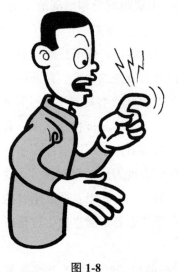

图 1-8

总之，本病的关节炎有以下特点：它是一种主要累及小关节尤其是手关节的对称性多关节炎。病情多呈慢性而且反复发作，病情发展和转归的个体差异性很大，但是如果不给予恰当的治疗就会逐渐加重，加重的速度和程度在个体之间的差异也很大。

2.关节外表现　类风湿性关节炎与其他类型的全身性慢性关节疾病有所不同的是，除了关节症状以外，类风湿性关节炎还可以累及身体的其他器官，它的表现形式多种多样，情况复杂。类风湿性关节炎的关节病变的表现可以致残，但是不会致死。而关节外病变比关节病变给患者带来的后果更为可怕，甚至可以直接威胁病人的生命。下面我们来具体了解一下都有哪些关节外症状。

（1）类风湿结节：15%～20%的患者会出现这种情况，多见于前臂常受压的伸侧面，如尺侧及鹰嘴处。患者可以在皮下摸到柔软的形状不规则可以活动的小的结节。或者可以在骨膜上摸到橡皮样小结。一般说来，血清类风湿因子强阳性的患者皮下类风湿结节更常见。除有明显关节症状外，类风湿结节也可以发生在内脏组织，我们称之为深部结节。尤其容易发生在胸膜核心包膜的表面以及肺脏或心脏的实质组织。和浅表的结节一样，除非结节影响脏器的功能，否则不会引起症状。

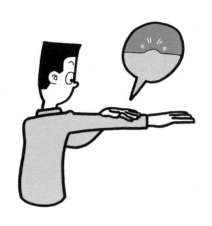

图 1-9

（2）类风湿性血管炎：类风湿性血管炎是本病的基本病变，除关节及关节周围组织外，全身其他处均可发生血管炎。有些类风湿性关节炎患者的皮肤可以看到有棕色的皮疹、小片状的损害或者有紫癜，指甲的甲床有瘀点或瘀斑，这就是类风湿性血管炎累及到皮肤和皮肤周围血管；有些患者则会出现局灶性肌炎、肌萎缩症状，这是类风湿性血管炎累及到肌肉；若是发生在眼的巩膜层则可以引起巩膜炎、虹膜睫状体炎和视网膜炎；血管炎可以引起亚急性或坏死性小动脉炎、大动脉炎，脏器和肢体末端的供血不足，缺血坏死和微栓塞病变，表现为手脚发凉，呈青紫或灰白色，称之为雷诺现象。若累及神经血管则会引起急性对称性多发性神经炎。

（3）类风湿性心脏病：类风湿性关节炎累及心包、心肌和心内膜的发生率比较高，但是在临床上我们能够看到症状而在生前得到诊断的比较少。若累及心包，临床可以表现为活动的时候觉得气上不来，水肿，有时候可以有腹水。类风湿性关节炎的心肌、心瓣膜病变在临床上很少见，其他心脏病变还包括罕见的冠状动脉炎，个别的可以发生心绞痛、心肌梗死。

（4）类风湿性肺病：类风湿性关节炎肺部受累的发病率比较高，类风湿性胸膜炎也是常见的关节外表现之一。一般来说，

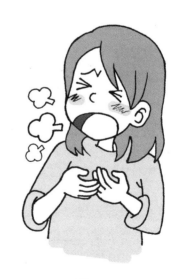

图 1-10

男性比女性多见。大多数没有自觉症状，只有少数的有胸痛的表现。胸膜炎多数是干性胸膜炎，部分有少量或中等量胸腔积液。肺间质纤维化主要表现为长期不明原因的咳嗽、咳痰、呼吸困难等症状，最常见的就是静息或活动后有呼吸困难，关节炎患者的活动受限可能掩盖了这种活动后的呼吸困难，病情若继续发展就可出现进行性的呼吸困难、紫绀，以及特征性体征杵状指。开胸肺活检可以发现坏死性结节。肺中类风湿结节常发生在伴有皮下结节、关节病变比较严重及类风湿因子滴度高的患者。

（5）肾脏损害：可发生类风湿性间质性肾炎，或因长期用药而导致肾脏损害。

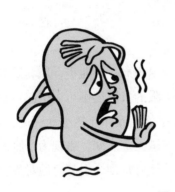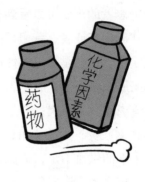

图 1-11

（6）眼部表现：葡萄膜炎是幼年性类风湿性关节炎的常见病变，成人类风湿性关节炎常引起角膜炎。症状可以因为损害部位不同、程度不同而有较大的差异，但是一般都比较轻，常常没有临床表现，严重的有充血、怕光、流泪、疼痛、视力障碍。有些虹膜炎可以并发白内障、青光眼而导致失明。如果病变进一步发展，可以导致巩膜软化穿孔、角膜穿孔和眼球萎缩。巩膜炎的出现，标志着周身血管炎已经发展到严重的阶段，脏器广泛受累，尤其心血管和呼吸系统更加严重。

（7）Felty综合征：是一种严重的类风湿性关节炎，常引起脾脏肿大，中性粒细胞减少，血清类风湿因子阳性率高，抗核抗体阳性。

（8）干燥综合征：是一种慢性炎症性自身免疫性疾病。有一半的患者可以合并有类风湿性关节炎。临床表现为口腔干燥，轻度干燥常易被忽视。病情比较严重时，影响咀嚼，不能将干食物形成食物团块，并有吞咽困难，需汤水将食物送下。由于唾液分泌减少和抗菌能力降低，常发生重度龋齿，牙齿呈粉末状或小块状破碎，最后脱落。泪腺病变和泪腺分泌减少，从而导致眼睛干燥或眼前呈幕状遮蔽的感觉，眼痛、畏光、结膜炎反复发作。结膜或角膜干燥，失去光泽。严重者角膜穿孔或前房积脓。同时合并有类风湿性关节炎的表现。

（9）消化道损害：常常是因为治疗类风湿性关节炎的药物引起的，应用非甾体类抗炎药、糖皮质激素等，可以引起胃肠黏膜的糜烂、溃疡，出现纳差、上腹部有饱胀的感觉，并且有仿佛饥饿的疼痛感，腹痛，恶心，腹泻，便血等。类风湿性关节炎患者可以出现变应性肝炎和肝营养不良，肝肿大，少数患者因为药物的毒副作用可以引起转氨酶增高。有时候也可能发生胰腺炎和急性胆囊炎。

类风湿性关节炎的病因病理

一、类风湿性关节炎的病因

虽然一百多年以前，已经提出类风湿性关节炎这个病名，而且此后世界各国对本病的病因也作了大量的探索和研究，可惜直到如今，仍无定论。目前认为它与感染、遗传、免疫、内分泌、营养和物理因素有关，尤其是感染和免疫与类风湿性关节炎的关系好像

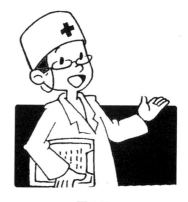

图 1-12

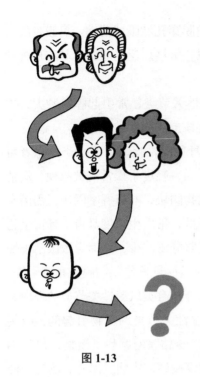

图 1-13

更密切。

1.感染　许多年来，感染曾被怀疑为本病的病因。因为这也有一定证据，本病的发热、白细胞增多、局部淋巴结肿大等炎症现象，都与感染所引起的炎症十分相似。有关报告提到过的病原体种类甚多，如类白喉杆菌、梭状芽孢杆菌、支原体（一种介于细菌与病毒之间的微生物）和风疹病毒等，尤其是猪支原体感染后所发生的关节炎与人的类风湿性关节炎极为相似。

2.遗传　类风湿性关节炎遗传吗？答案是肯定的。对类风湿性关节炎的研究发现，类风湿性关节炎符合遗传病的特征。遗传因素对于类风湿性关节炎的影响可能包括先天性的结构缺陷、骨骼和软骨的代谢异常、骨质疏松等。国内外众多医疗机构的调查数据表明了类风湿性关节炎与遗传因素有关，在类风湿性关节炎患者家族中，类风湿的发病率比健康人群高 2 ～ 10 倍，近亲中类风湿因子阳性率是健康组的 2 ～ 3 倍；在单卵双胎中，类风湿性关节炎的发病率达到 2% ～ 4.5%。

小知识

类风湿性关节炎发病与哪些因素有关？

90％的关节炎病人对气候变化敏感，阴天、下雨、寒冷、潮湿等气候均可使关节肿胀、疼痛加重。从统计学上分析 RA 患者血型以 AB 和 A 型人较多。在每年春季的春分和秋季的秋分前后发病、加重或恶化。各种感染亦可诱发或加重 RA，关节扭伤、跌伤和骨折等也是 RA 发病的诱因。心理创伤尤其是儿童在父母离异或亡故之后，发病率也较高。

3.免疫　近年来，许多学者通过实验研究和临床实践，主张类风湿性关节炎是一种自身免疫性疾病。人体的免疫系统就相当于保护一个国家的军队，人体的免疫系统出现了毛病，相当于一个国家的军队出现了问题，从而导致整个国家受到侵犯，有可能会自己人打自己人。人体的免疫系统也是一样，如果自身免疫系统有先天性缺陷或者是免疫功能发生障碍，那么这时机体丧失了对外界的致病因素的抵抗能力，从而对进入体内的毒素无力清除，甚至敌我不分，对正常的机体保护反应实施错误干预。而免疫系统出现了问题，若影响到关节软骨、骨组织，就会使这些组织的代谢异常，从而发生类风湿性关节炎。

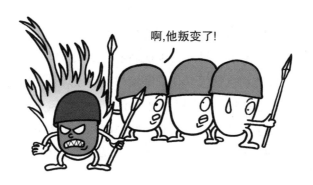

啊,他叛变了!

图 1-14

小知识

为什么患类风湿性关节炎的病人女性较多？

在女性 RA 病人体中，有雄激素作用或促蛋白合成作用的类固醇激素的代谢产物水平较对照组明显降低，而男性 RA 病人，雄激素代谢产物呈现低水平状态。有人观察到在服用避孕药的女性中，RA 的发病率较未用者要低 50 % 左右，雌激素可能促进 RA 的发生，而孕激素则可能减缓 RA 发生。

4.内分泌异常 让我们通过下列这些研究来了解一些内分泌异常对于类风湿性关节炎的影响。

（1）研究表明类风湿性关节炎发病率男女之比为 1:2 ～ 1:4，更年期达高峰，妊娠期病情轻，服避孕药的女性发病减少，月经前期常有发作和加重，提示雌激素与类风湿性关节炎的发病有关。

（2）类风湿性关节炎患者肾上腺皮质激素水平减低，高峰分泌时间明显延迟，病人对 17 羟皮质酮的需要量成倍增加。正常人皮质醇分泌在早上 7:00 ～ 8:00，而类风湿性关节炎病推迟在 8:00 ～ 12:00 后，这是导致晨僵的原因之一，用强的松可明显缓解各种关节炎症状。

（3）类风湿性关节炎病人常伴有甲状腺功能低下或亢进，甲状腺分泌减少。

二、类风湿性关节炎的病理变化

1.基本病变　类风湿性关节炎作为一种全身性免疫性疾病，在关节和其他受累器官及组织内，有与免疫反应密切相关的淋巴细胞、浆细胞和巨噬细胞浸润，并可伴淋巴滤泡形成。另外，本病病变主要累及结缔组织，属于胶原疾病，全身间质胶原纤维和血管可呈现纤维素样变性或坏死（很可能由局部免疫复合物沉积所致），表现为：①类风湿性肉芽肿或称类风湿小结形成，具有一定特征性。主要发生于皮肤，其次为心、肺、脾和浆膜等处。②血管炎：主要发生于小静脉和小动脉，轻重不一，少数严重者出现纤维素样坏死性动脉炎，常伴有血栓形成。

2.各器官的病变

（1）关节病变最常见，多为多发性及对称性，常累及手足小关节，尤其是近侧指间关节、掌指关节及蹠趾关节，其次为膝、踝、腕、肘、髋及脊椎等关节。

1）滑膜病变：早期，主要病变在滑膜，可分为急性及慢性两阶段，两者间没有明显界限。

急性滑膜炎时关节肿胀，滑膜和附近的关节囊充血、水肿、增厚、粗糙，关节腔内积液。

慢性滑膜炎具有较特征性的改变，表现为：①滑膜内有大量淋巴细胞、巨噬细胞和浆细胞浸润，并可形成淋巴小结。②滑膜细胞活跃增生，可形成多层状，并可见多核巨细胞。③滑膜绒毛状增生及血管翳形成。④滑膜内炎性肉芽组织向关节软骨边缘部扩展，形成血管翳，并逐渐覆盖和破坏关节软骨。

2）关节软骨变化：急性滑膜炎可以消退而不累及关节软骨，但当炎症反复发作并转变为慢性时，关节软骨几乎必然受损。表现为关节软骨边缘形成的血管翳直接侵蚀破坏关节软骨，两者交界面可见软骨糜烂和小灶性坏死。随着血管翳逐渐向心性伸展和覆盖整个关节软骨表面，关节软骨严重破坏，最终被血管翳取代。

长期的慢性炎症和反复发作，滑膜不断增生，纤维组织日益堆积，关节腔内纤维素性渗出物又不断机化和瘢痕化，使关节腔变窄，同时关节软骨破坏和被血管翳取代，两关节面发生纤维性粘连，形成纤维性关节强直，最后可发展为骨性关节强直。由于关节周围肌肉痉挛及肌腱松弛，可造成关节脱位或半脱位，加重了关节畸形。

3）关节相邻组织的变化：慢性类风湿性关节炎会引起关节邻近骨组织吸收和骨质疏松以及关节软骨下骨质破坏，有时可见小囊腔形成，偶尔附近骨皮质被侵蚀破坏，可导致病理性骨折。偶见类风湿小结和类风湿肉芽肿形成。

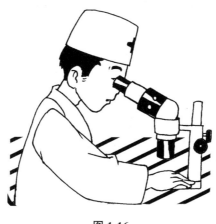

图 1-16

（2）关节以外的类风湿病改变并不常见，多伴发于有明显活动性关节病变者。

1）皮下结节：肉眼观呈灰白色，中央为黄色坏死区，镜下呈典型类风湿性肉芽肿改变。皮下结节存在的时间较长，可持续数月或数年不退。

2）心和肺等病变：类风湿性肉芽肿、血管炎和淋巴细胞、浆细胞和巨噬细胞浸润等改变可出现于许多器官和组织，但较常见于心脏（心内膜、心肌和心外膜）和肺，最终导致心和肺灶性或弥漫性间质纤维化。偶尔引起心瓣膜变形和关闭不全。浆膜受累造成纤维素性心包炎和胸膜炎，最后引起心包和胸膜广泛增厚、粘连。

3）血管病变：偶尔出现急性纤维素样坏死性动脉炎，常伴血栓形成和引起相应组织的梗死。主动脉亦可受累。

三、发病机制

目前多认为本病属于一种自身免疫性疾病，其始动因子尚不清楚，可能是感染因子（如病毒、支原体或细菌等）进入人体后，其所含某些成分（如寡糖或糖肽碎片）被关节内滑膜细胞摄取并组合到滑膜细胞所合成的蛋白多糖中，使其结构发生改变而具抗原性。这种自身抗原不仅可使机体产生抗体（IgG），同时还导致 IgG 分子的 Fc 片段结构发生改变，形成新的抗原决定簇，从而激发另一种抗体形成，即类风湿因子。各种免疫球蛋白类型的类风湿因子与 IgG 形成的免疫复合物存在于血循环中。循环中类风湿因子 -IgG 复合物亦可以沉积于局部组织，这与关节和关节外器官和组织病变的发生有密切关系。关节滑膜内类风湿因子 -IgG 复合物可以固定及激活补体，产生 C_{3a} 和 C_{5a}，吸引中性粒细胞和单核细胞渗出。中性粒细胞、单核细胞及滑膜细胞（A 型细胞）吞噬了上述免疫复合物后，被激活并合成和释放溶酶体酶，导致滑膜及关节软骨的破坏。IL-1 是类风湿性关节炎的主要介质，由激活的巨噬细胞和滑膜细胞产生。即使在始动因子（如感染因子）已不复存在的情况下，类风湿因子仍不断产生，结果导致炎症病变反复发作，成为慢性炎症。

研究结果表明，除上述体液免疫因素外，本病与细胞免疫亦有密切关系。随滑膜病变转为慢性，T 细胞和浆细胞明显增加，其中主要是 T_4 辅助细胞。T_4 与 B 细胞协同作用，参与类风湿因子和免疫球蛋白合成，滑膜内 HLA-DR 阳性巨噬细胞和树突细胞增加，与 T_4 相互作用，亦与造成关节损害的免疫机制有关。

关于感染因子与本病的关系，近年来注意到 EB 病毒感染的作用。约 65% ~ 93% 的类风湿性关节炎患者血清中有 EB 病毒核心抗体，而其他关节炎患者则仅为 10% ~ 29%。本病患者细胞培养的 B 细胞，经 EB 病毒转化后可产生类风湿因子。

总的来说，类风湿性关节炎的一个显著特点是关节组织包括肌腱、关节囊、软骨和骨的进行性和不可逆性的破坏。这是由于结缔组织的细胞间质降解以至溶解的结果。

类风湿性关节炎的分类与诊断

一、类风湿性关节炎的分类

下面我们具体介绍一下类风湿性关节炎的分类，按临床表现可分为四型，即典型类风湿性关节炎、不典型类风湿性关节炎、儿童类风湿性关节炎及重叠类风湿性关节炎。四种类型的类风湿性关节炎在临床上又可分成几类，各有其临床特征。

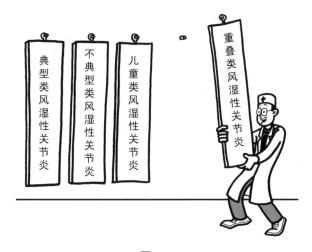

图 1-17

1. 典型类风湿性关节炎　又称典型类风湿或多关节炎型。其临床表现为：①晨僵；②关节肿胀，疼痛，反复发作；③多个关节受累，单关节炎少见；④对称性关节受累，不同关节间症状转移，间隔期在 1 个月以上；⑤关节炎症有相互制约现象；⑥病程可持续几个月以至达数十年之久；⑦关节周围组织病变及并发症，例如，类风湿性皮下结节、关节附近肌肉萎缩、肌无力、关节周围的组织受累、骨受累、肩手综合征及下肢与踝部水肿等。

2. 不典型类风湿性关节炎　又称不典型类风湿。又可分为以下几类：

（1）发热型类风湿：在临床上可分为长期高热为主要表现的类风湿和长

期低热为主要表现的类风湿。以高热为主的类风湿发热，由感冒、外伤等因素引发，表现为不规则间歇性的特征。发热时，温度多半在 38℃ ~ 40℃ 以上，有的高达 42℃，一日温差可有较大波动，发热时伴有畏寒、皮疹、关节酸痛的症状。发热一般持续 2 ~ 8 小时骤然下降，伴有出汗、乏力、食欲减退、消瘦、贫血的症状。以低热为主的类风湿症状极不典型，往往被误诊为结核或潜伏性风湿病。病人体温多在 37.3℃ ~ 38℃ 之间，很少超过 38℃。全身症状多，表现为明显乏力、易累、倦怠、多汗、晨僵、关节肿胀、疼痛等。

（2）单关节炎：多由髋、膝、踝单关节开始发病，病变始终局限于 1 个关节，以后反复发作，缓解与加重缓慢交替。常伴有其他关节痛，但不肿，病程可持续 1 年至数年。

小知识

怎样知道类风湿性关节炎处于活动期？

1. 晨僵时间超过 15 分钟。

2. 早晨起床 6 小时之内仍感到虚弱。

3. 关节痛。

4. 有 2 个以上外周关节压痛或活动痛。

5. 有 2 个以上外周关节滑膜肿胀。

6. 血沉：男性 ≥20 毫米 / 小时，女性 ≥30 毫米 / 小时。

（3）少关节炎：这种类型的关节炎多半固定在 2 ~ 3 个关节上，好发于腕、踝、膝、跖、髋等关节。关节症状较轻，发展较缓慢，有较长时期的缓解期。

（4）反复发作性风湿病：又称发作性风湿病。其特征为发作呈周期性，每次发作持续数小时、数日乃至 2 ~ 3 周，自行消退，关节疼痛剧烈，多由劳累、饮酒、失眠所诱发。

（5）干性关节炎：临床以关节僵硬、挛缩为主要表现，关节肿胀不明显，剧烈疼痛或反而无痛，但关节破坏及增生发展迅速，数月至 1 ~ 2 年内可使关节毁损变形，发展成残疾。

（6）内脏型：多发生于儿童和青少年，其特点是当内脏症状突出时，关节痛的炎症表现一般是中等度的，有时轻微，或退居次要地位。可表现为心脏损害，类风湿性血管炎，肺、肾损害，关节淋巴结病，关节肝脾综合征，神经精神和内分泌系统损害，眼、消化系统、血液系统损害等。

3.儿童类风湿性关节炎 其临床表现有以下几种情况：①长期高热为主要表现；②多关节炎型类风湿；③单关节炎；④少关节炎。其各自特征见上述内容。

4.重叠类风湿性关节炎 其临床表现有以下几种情况：①类风湿重叠风湿病：全身症状重，可伴有明显心脏损害的表现与心力衰竭；②类风湿重叠系统性红斑狼疮；③类风湿重叠瑞特综合征。

二、诊断和鉴别诊断

1.诊断标准 1987年美国风湿病学会所修订的诊断标准，对本病诊断的敏感性及特异性均在90%以上，为目前广泛采用的诊断标准。具体诊断条件是：①早晨关节僵硬至少持续1个小时。②具有3个或3个以上关节肿胀。③手关节掌关节或近端指间关节肿胀。④关节肿胀呈对称性。⑤包括手部关节X线照片上的变化（表现为关节及其邻近骨质疏松或明显的脱钙现象）。⑥皮下结节。⑦类风湿因子阳性。其中①、②、③项应持续6周以上。

2.鉴别诊断 由于类风湿性关节炎的起病隐匿，没有特异性的症状和体征，几乎所有的关节疾病的症状和体征都有可能出现，因此类风湿性关节炎很容易和其他骨关节疾病混淆。由于类风湿是著名的比较难治的疾病，所以许多人出现关节疼痛、晨僵等症状时，病人就很恐惧，其实类风湿性关节炎和其他关节炎在症状的细节上还是有很多不同点的。

（1）强直性脊椎炎：以往认为是类风湿性关节炎的一种变型，现在已经认识到两者之间是有差别的。强直性脊椎炎绝大多数为男性发病。发病年龄多在15～30岁。它的发病也与遗传基因有关，同一家族有较高发病率，HLA-B27阳性率达90%～95%。血清类风湿因子为阴性，类风湿结节比较少见。主要侵犯骶髂关节及

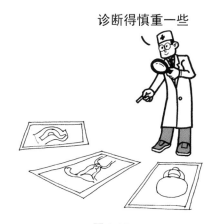

诊断得慎重一些

图 1-18

脊椎，四肢大关节也可发病，易导致关节骨性强直，椎间韧带钙化，脊柱呈竹节状。手和足关节极少发病。如四肢关节发病，半数以上为非对称性。属良性自限性疾病。

（2）瑞特综合征：多数为男性，年龄在20～40岁，以无菌性尿道炎、眼结膜炎和反复发作多关节炎为基本特征，也可以有皮肤黏膜和其他器官的病变，发病前常发热。关节病变主要发生在负重的大关节比如说膝关节、踝关节、腕关节，但是手指、脚趾小关节也常常受累，关节炎是多发性和不对称性的，轻重程度不等，常伴有明显的红、肿、热、痛，并且有关节积液。受累关节附近的肌肉，尤其是股四头肌明显萎缩。骶髂关节炎可以引起剧烈的下背痛。还可以出现跟腱炎、跖筋膜炎，可发生痛性后跟综合征。这些症状在3个月内可以自行缓解。复发常伴有结膜炎、尿道炎、膀胱炎或皮疹。继之，逐渐发生脊椎炎。血清类风湿因子阳性。

小知识

类风湿性关节炎的治疗目的

1. 控制关节及其他组织的炎症，缓解症状。

2. 保持关节功能和防止畸形。

3. 修复受损关节以减轻疼痛和恢复功能。

4. 晚期患者可行关节畸形矫形外科手术。

（3）骨关节炎：骨关节炎又叫增生性或肥大性关节炎，属于退行性关节病，不是炎性。手部的骨关节炎多见于中老年女性，具有遗传倾向，通常母女均罹患。以指尖关节最常累及。疼痛不明显。特征性表现为指尖关节出现骨性肿大结节。肥胖的骨性关节炎多发生在膝关节，早期以疼痛和僵硬为主，单侧或双侧交替，疼痛多发生在上、下楼的时候。髋关节骨性关节炎多见于年长的患者，男性发病率比较高。主要症状是隐匿发生的疼痛，可以放射到臀部和大腿的外侧，有时由于疼痛在膝部明显，而容易忽略真正病变的部位。足部的骨性关节炎主要发生在大脚趾，疼痛会因为穿较紧的鞋袜而明显加重。脊柱病变以颈椎、腰椎最为多见，主要表现为局部的疼痛和僵硬。身体的其他关节如肩关节、肘关节也可以发病，但是比较少见。

（4）感染性关节炎：有两种类型。一为病原体直接侵犯关节，如金黄色葡萄球菌、肺炎双球菌、脑膜炎双球菌、淋球菌及链球菌等感染，尤其发生败血症时，在原发感染的基础上，病人出现寒战、高热、受累关节剧烈疼痛，关节肿胀活动障碍。以下肢负重关节，如髋关节和膝关节发病最多，不对称，多为单关节炎。关节腔穿刺液呈化脓性改变。涂片或培养可找到细菌。X线关节摄片可见关节局部脱钙、骨质侵蚀及关节间隙变窄。易并发骨膜炎及骨髓炎。另一为感染性变态反应性关节炎，在感染过程中，由于细菌毒素或代谢产物所致。如金黄色葡萄球菌败血症、亚急性细菌性心内膜炎、猩红热后关节炎、菌痢后关节炎、脑膜后关节炎及布氏杆菌性关节炎等。主要表现为四肢大关节游走性疼痛，可有局部红肿，一般经 1～2 周自愈。

（5）风湿性关节炎：多见于儿童及青年，以急性发热及关节肿痛起病。主要侵犯大关节，如膝关节、踝关节、腕、肘、肩等关节，关节红肿热痛，呈游走性，一处关节炎症消退，另一处关节起病。关节炎症消退后不留永久性损害，X线关节摄片骨质无异常，血清类风湿因子阴性，抗链球菌溶血素、抗链激酶及抗透明质酸酶阳性。

（6）结核性关节炎：为全身性结核及低热、盗汗等结核病毒性症状。初期关节肿及瘘管形成。另一类型为结核变态反应性关节炎。好发于青年而有肺或淋巴结结核病者。急性期关节有轻度红肿热痛，呈游走性，有周期性好转与恶化。主要侵犯指、腕、肩、踝及膝关节，可有结节性红斑，无骨质异常，血清类风湿因子阴性。结核菌素试验阳性。

（7）系统性红斑狼疮：虽然有少数的系统性红斑狼疮以双手或腕关节的关节炎为首发症状，而且有晨僵的现象，但是，系统性红斑狼疮的全身表现如发热、面部有蝶形红斑、斑丘疹、皮疹、糜烂、溃疡等皮肤损害以及几乎所有患者的肾脏均出现不同程度的损害及抗核抗体阳性有助于将两者进行鉴别。

（8）痛风：痛风性关节炎是 40 岁以上的男性中比较常见的一种关节炎。发病急性期具有发病急骤和疼痛剧烈的特点。病人第一次发病通常是在健康状况良好，没有丝毫心理准备的情况下突发关节肿胀和剧烈疼痛，在 1～2 天内达到高峰。痛风引起的关节疼痛非常剧烈，在欧洲，被称为"疾病之王"。痛风的另一个显著特点是发病部位具有特征性，90%的患者会在大脚趾上出现典型症状，而在这个部位首先发病的患者人数也占发病率的 70%。痛风性关节炎即使未经治疗，病情持续 1 周左右也会自行缓解。缓解期间关节没有任何的不适感，但是多数患者会在第一次发作后的1～2年复发，以后缓解期缩短，发作期逐渐延长，受累关节逐渐增多，如果没有及时控制，最后将无法缓解，从而出现关节变形。

类风湿性关节炎的西医药治疗

由于本病的病因不明，目前临床上缺乏根治本病的方案以及预防本病的措施。治疗本病的目的是：①减轻或消除患者因为关节炎引起的关节肿痛、压痛、晨僵或关节外的症状。②控制病情的发展，防止和减少关节骨的破坏，达到较长时间的临床缓解，尽可能地保持受累关节的功能；③促进已经破坏的关节骨的修复，并改善它的功能。为达到上述目的，早期诊断和尽早的进行治疗是极为重要的。

治疗措施包括：一般性治疗、药物治疗、外科手术治疗，其中以药物治疗最为重要。

治疗目的是解除关节疼痛，防止关节破坏，保留和改善关节功能。应在疾病的不同阶段采取不同的治疗方法。

一、一般性治疗

包括休息、防止关节运动（急性期）、关节功能锻炼（恢复期）、物理疗法等。卧床休息只适宜于急性期、发热和内脏受累的患者。

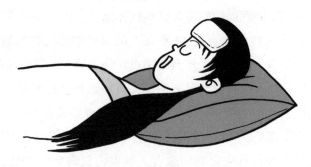

图 1-19

二、药物治疗

根据作用，WHO 将抗类风湿性关节炎的药物分为：改善症状的抗风湿药和控制疾病发展的抗风湿药。前一类又分为非甾体抗炎药、慢作用抗风湿药、糖皮质激素；后一类药物目前尚在探索和试验阶段，下面主要对前一类药物进行叙述。改善症状的抗风湿药物分为非甾体抗炎药、慢作用抗风湿药、糖皮质激素。

1. 非甾体抗炎药 通过抑制环氧酶以减少花生四烯酸代谢为前列腺素，达到控制关节肿痛的目的，是治疗本病不可缺少的、非特异性的对症治疗的药物。由于胃黏膜前列腺素的合成也受到抑制，所以在服用这些药物以后会出现胃肠道不良反应，如胃不适、胃痛、恶心、泛酸，甚至胃黏膜溃疡、出血、穿孔，久用这类药物可以出现肾间质损害。

小知识

慎服"爱若华"

国家食品药品监督管理局提醒类风湿性关节炎患者，一定要在医生指导下使用"爱若华"，服用前要认真阅读说明书，严格按照说明书的要求使用。在服用来氟米特期间，如果出现与呼吸系统相关的不适时，一定要及时咨询医生。

常用非甾体抗炎药治疗本病的常用剂量如下：①布洛芬：每日剂量为 1.2 ~ 2.4 克，分 3 ~ 4 次服用。不良反应为上消化道出血。②萘普生：每日剂量为 0.5 ~ 1.0 克，分 2 次服，胃肠道不良反应和布洛芬相似。③双氯芬酸：每日剂量 75 ~ 150 毫克，分 3 次服用。④吲哚美辛：每日剂量 75 ~ 100 毫克，分 3 次服用，胃肠道反应比上述三种药物更多。属于同类结构的还有舒林酸、阿西美辛等。上述各种药物至少需要服用 2 周才能判断它的疗效，效果不明显者可以改用另一种非甾体抗炎药。不宜同时服用两种非甾体抗炎药。

2. 慢作用抗风湿药 由于这类药物起效时间长于非甾体抗炎药所以叫做慢作用抗风湿药。又因为它们作用于类风湿性关节炎病程中的不同免疫成分，并认为它们有控制病情进展的可能，所以曾经把这种药物叫做改变病情药。其中部分属于免疫抑制剂。临床诊断明确为类风湿性关节炎后应该尽早的采用本类药物和非甾体抗炎药联合应用的方案。本类药物中常用的药物有：

（1）甲氨蝶呤：这种药物抑制细胞中的二氢叶酸还原酶，同时具有抗炎作用。每周用量为 7.5 ～ 20 毫克，以口服为主，也可以静脉注射或者肌肉注射。4 ～ 6 周起效，疗程至少要半年。不良反应有肝损害、胃肠道反应、骨髓抑制等，等到停药以后就可以恢复。

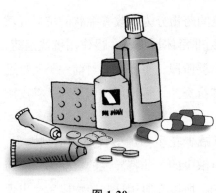

图 1-20

（2）柳氮磺吡啶：剂量为每日 2 克，分 2 次服用，由小剂量开始。不良反应比较少，但是对磺胺过敏的患者禁用。

（3）金制剂：目前常用金制剂的注射剂为硫代苹果酸金钠，每周注射 1 次，由最小剂量开始，逐渐增到每次 50 毫克，有效后注射时间可以延长。口服片剂名叫金诺芬，每天剂量 6 毫克，分 2 次口服。3 个月后起效。副作用为口炎、皮炎、胃肠反应、肾损害及造血系统损害等。金制剂疗效肯定，但副作用也很多，可慎用。

（4）青霉胺：疗效较金制剂好，用药后 1 个月以上显示疗效。因此，开始用药时应与其他抗炎药并用。开始用 0.125 克，每日 1 次，1 周后每周增加 0.125 克，四周后 0.25 克，每日 2 ～ 3 次，共用 6 个月为一疗程，本药副作用较多，如皮疹、骨髓抑制及肾脏损害等，应定时查血及尿常规，也引起消化道症状，如味觉丧失、恶心、呕吐，少见的副作用为肌无力、肌炎、毛细支气管炎及狼疮样综合征。

（5）卡托普利：可扩张血管，改善局部血液循环，促进炎症吸收；也有免疫抑制作用。用法为 25 毫克口服，每日 3 次。2 周后加大到 25 毫克，每日 4 次，4 周后改为 50 毫克，每日 3 次。最大可用到 50 毫克，每日 4 次。3 ～ 6 个月为一疗程。6 个月后逐渐减量，25 毫克，每日 1 ～ 2 次，长期维持。治疗 4 周关节肿消痛减，3 ～ 6 个月达显效。副作用为血压下降、皮疹。

（6）雷公藤：具有消炎、抗菌、调节免疫、活血化瘀、杀虫等作用。剂量每日 1 ～ 1.5 毫克/千克，分 3 次服。或有雷公藤合剂，20 ～ 30 毫升，1 日 3 次。连用 3 ～ 6 个月，有效率为 83.7%。副作用为恶心、呕吐、腹痛、腹泻、月经紊乱、精子生成受抑制、肝肾损害、白细胞减少，色素沉着等。

（7）免疫抑制剂：对本病有一定疗效，常用者有环磷酰胺，开始100～200毫克，稀释后静脉注射，隔日1次，有效后改为50～100毫克，每日1次，维持治疗。应注意观察白细胞变化，以防白细胞减少，副作用还有毛发脱落、卵巢功能障碍及出血性膀胱炎。硫唑嘌呤，剂量与环磷酰胺同，副作用较轻，50毫克，每日1次，即可见效。

（8）免疫增强剂：由于本病多有T细胞功能低下，故可用免疫增强剂，常用者有左旋咪唑，每周或隔周给药3日，每次50毫克口服，1日3次。转移因子每1～3周皮下或肌肉注射1次，一次注射1单位（4×10^8 淋巴细胞所含的量）。注射后可使正常淋巴细胞转变为免疫淋巴细胞。

3. 糖皮质激素　本药适用于有关节外症状者或者关节炎明显而又不能为非甾体抗炎药所控制或慢作用抗风湿药尚未起效时的患者。在使用期间应注意副作用及并发症。开始应用时应以小剂量开始，如强的松5～20毫克，口服，每日1～2次，有效后再调整到最小有效量，或改为隔日疗法。为了避免全身性副作用，可用关节内注射疗法，适应证为：①少数关节患病，全身症状不明显。②全身用药后，症状基本控制，但残留关节症状不见好转。③关节急性症状明显，为缓解局部症状。常用醋酸氢化可的松10～20毫克关节内注射，每周1次。膝关节或踝关节内注射后，应卧床休息，以防诱发无菌性坏死。应严密消毒、以防感染。

三、手术治疗

急性关节炎严重疼痛，局部有渗液时可抽出渗液，并注入类固醇抗炎药，再使用夹板固定关节。腕及足下垂时可夹板固定及理疗。持续性滑膜炎可考虑行滑膜切除术。肌腱破裂及神经受压迫者应考虑手术治疗。后期关节畸形及严重障碍者也可手术治疗，如关节成形术、关节固定术、截骨术、人工关节置换术及伸侧肌腱重建术等。

中医学对类风湿性关节炎的认识

一、类风湿性关节炎的病因病机

中医认为类风湿性关节炎的发病既有外因，又有内因，外因为标，内因为本，内外相互联系，相互作用，使类风湿性关节炎在中医的病因病机中表现得纷繁错乱，复杂而多变，以下为临床中的几个方面。

1.外感六淫诸邪是类风湿关节炎发病的外部因素　《内经》所谓"风寒湿三气杂至合而为痹"的论点，是中医对类风湿性关节炎六淫致病的最早论述，

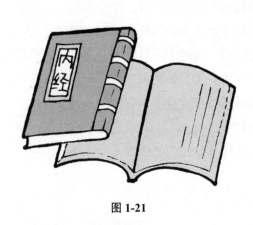

图 1-21

目前多将其分为感受风寒湿邪而发的风寒湿痹，以及因感受湿热之邪或风寒湿邪化热而发的湿热痹。风寒湿邪侵犯人体多是由外而内，或由于久居寒冷，失于保暖，或住所潮湿，或睡卧当风，或触冒风雨，或水中作业，或劳累后感湿受寒，或汗出入水均可使人卫外功能减弱，使风寒湿邪入侵，阻滞经络，血脉阻塞，关节凝滞，使气血运行不畅，而成痹证。

2.正气不足是类风湿性关节炎发病的根本内部原因　类风湿性关节炎发病的基础首先是人体禀赋不足，素体气虚，或因饮食不节，涉水冒雨，起居失于调节，引起气血不足，肌肤失养，腠理空虚，卫外不固，外邪易于入侵，阻塞气血经络，留注于经络、关节、肌肉，而致本病。也可以因房劳过度内伤肾气，精气日衰，则邪易妄入，又因过逸之人，缺少锻炼，正气渐虚，筋骨脆弱，日久致肝肾虚损，气虚血亏，后天失于濡养，稍有外感，邪易乘虚而入，与血相搏，阳气痹阻，经络不畅，痰瘀内生，留注关节。还有既病之后，无力驱邪外出，以至风、寒、湿、热之邪得以逐渐深入，流连于筋骨血脉，使气血不畅而成痹证。由此可见正虚于内是发病的根本因素。

3. 瘀血痰浊使类风湿性关节炎病因病机纷繁缭乱　瘀血痰浊可以是诱发类风湿性关节炎的病因，也是类风湿性关节炎的病邪作用于人体的病理性产物，这样它们又可以成为新的致病因素作用于机体，使机体发生新的病理变化。瘀血痰浊的产生有两种情况，一是类风湿性关节炎的发病中医认为正气不足、脏腑气血阴阳失调是其内部的重要因素，这样就会产生瘀血与痰饮。而另一方面，类风湿性关节炎又是一种慢性缠绵日久的病变，流连日久，与外邪的作用相合，又可以加重瘀血和痰浊。

综上所述，正气不足，使人体易感受六淫之邪，形成瘀血痰浊，而使类风湿性关节炎发病；反之外感六淫之邪以及瘀血痰浊又可伤及正气，正气更虚，由此互相影响，加重病情，难以根除。主要病机是风、寒、湿、热之六淫邪气，侵犯人体，留注关节，闭阻经络，气血运行不畅导致。临床分型如吴鞠通所说"大抵不外寒热两端，虚实异治"，按寒热大体可分为风寒湿痹和热痹两大类。类风湿性关节炎病程日久，又可见关节肿大，屈伸不利，皮肤红斑结节，气血阴阳耗损，又易复感外邪使病情加重。由于类风湿性关节炎病因繁多，病机复杂，临床表现纷繁缭乱，病程缠绵日久，所以临床用药应当仔细辨证，谨慎用药，标本兼顾，才可取得良好的治疗效果。

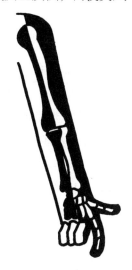

图 1-22

二、类风湿性关节炎的辨证分型

1. 风邪痹阻证

临床表现：肢体关节酸痛，游走不定，不拘上下左右肢体关节，病或数时，或一两日，或三五天，日轻夜重，急性期者亦红亦肿，触之热感，恶风或恶寒，喜暖，颜面淡青而两颧微红，舌质红，苔白微厚，脉多浮紧，也可有沉紧之象。

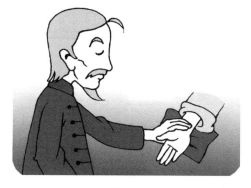

图 1-23

治则治法：祛风散寒，温经通络。

2.湿邪痹阻证

临床表现：肢体关节肌肉疼痛、重着、痛处较为固定，肢体困重麻木，四肢活动不灵，关节僵硬，遇阴雨天或居潮湿之地加重，得热得按可稍减，或伴泛恶、纳呆，或见皮下结节，舌质淡，苔白腻，脉濡缓。

治则治法：祛风除湿，通络止痛。

3.寒邪痹阻证

临床表现：关节疼痛剧烈，甚至痛得像刀子割针扎一样，如果在寒冷的情况下就会疼痛加剧，热敷之后疼痛就会缓解，白天轻晚上重，疼痛的部位比较固定，常常有寒冷的感觉，多见于小关节，有晨僵的现象，关节活动障碍，受累的关节颜色不红，舌质暗苔白，脉弦紧。

治则治法：温经散寒，祛风除湿。

4.风湿热郁证

临床表现：关节红肿疼痛如燎，尤其以四肢的小关节为重，肢体困重，晨僵，皮下结节，发热，口渴但是不想饮水，烦躁不安，小便黄，舌质红，苔黄腻，脉濡数或滑数。

治则治法：清热祛湿，宣痹通络。

> **小知识**
>
> 1987年美国风湿病学会制定了符合下列条件5项以上者并持续2个月，才能被认为是达到了临床缓解的标准。
>
> 1. 晨僵时间不超过15分钟。
> 2. 无疲乏感。
> 3. 无关节痛。
> 4. 无关节触痛或活动时痛。
> 5. 无关节或腱鞘软组织肿胀。
> 6. 血沉：女性小于30毫米/小时，男性小于20毫米/小时。

5.寒热错杂证

临床表现：肢体肌肉关节红肿热痛，但局部畏寒，或自觉发热而触之不热；皮肤虽然可以看到红斑但是四肢末梢遇寒则发冷变色；或肢体关节屈伸不利，得温则舒，其则关节僵硬、变形，但发热恶寒、咽痛明显，小便黄，大便干，舌红苔白或舌淡苔黄，脉弦数或弦紧。

治则治法：温经散寒，清热除湿。

6.热毒痹阻证

临床表现：关节红肿疼痛明显，痛不可触，摸患处就会有发热的感觉，得冷则舒，关节不能屈伸，或皮下结节，颜色呈红紫色，或者壮热烦渴，面赤咽红，小便黄赤，便秘，舌红或红绛，苔黄或黄腻，脉滑数或弦数。

治则治法：清热解毒，化湿通络。

7.痰瘀痹阻证

临床表现：关节漫肿日久，僵硬变形，屈伸受限，疼痛固定，痛如锥刺，昼轻夜重，口干不欲饮。舌质紫暗，苔白腻，脉细涩或细滑。

治则治法：活血祛瘀，化痰通络。

8.肝肾阳虚证

临床表现：关节冷痛，肿胀，白天轻夜晚时加重，屈伸不利，关节变形，肌肉萎缩，腰膝酸软，下肢无力，脚跟疼痛，畏寒喜暖，手足不温，面色苍白，容易出汗，口淡不渴，毛发脱落或黑发早白，牙齿松动甚至脱落，有的患者还可以出现颜面部浮肿，有的可以有小便频数，男子阳痿，女子月经后延量少，舌淡胖嫩，苔白滑，脉沉弦无力。

治则治法：温补肝肾，祛寒除湿，散风通络。

9.肝肾阴虚证

临床表现：筋肉关节肿胀，骨节烦疼，或者关节屈伸不利，筋脉挛急牵引，肌肤麻木，步履艰难，白天轻晚上加重，日久腰膝酸软无力，形体消瘦，或者出现咽干耳鸣的症状，头昏，视物不清，或者失眠多梦，盗汗，五心烦热，两颧潮红，男子可以有遗精，女子有月经量少。舌红少苔，脉细数或弦细数。

治则治法：滋补肝肾，通络止痛。

10.气血亏虚证

临床表现：肌肉关节酸痛无力，有时轻有时重，活动后加重，肢体麻木，或者关节变形，肌肉萎缩，面色发黄没有神采，心悸，气短乏力，容易出汗，食少，大便稀，舌淡苔白或薄少，脉细弱无力。

治则治法：双补气血，祛邪通络。

第二章 认识经络和腧穴

什么是经络和腧穴

一、经络简介

1.认识经络 经络是运行全身气血，联络脏腑肢节，沟通上下内外的通路。人体体表之间、内脏之间以及体表与内脏之间，由于经络系统的联系而构成一个有机的整体。经，有路径的意思；络，有网络的意思。经脉是主干，络脉是分支。经脉大多循行于深部，络脉循行于较浅的部位，有的络脉还显现于体表。经脉有一定的循行路径，而络脉则纵横交错，网络全身，把人体所有的脏腑、器官、孔窍以及皮肉筋骨等组织联结成一个统一的有机整体。

经络系统，包括十二经脉、奇经八脉、十二经别、十五络脉，及其外围所联系的十二经筋和十二皮部。十二经脉与奇经八脉中的任脉、督脉合称十四经，是临床针灸常用部分。

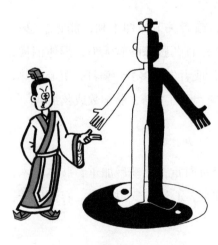

图 2-1

"夫十二经脉者，人之所以生，病之所以成，人之所以治，病之所以起，学之所始，工之所止也。"

——《灵枢·经别》

2.十四经的分布　分布于上肢的经脉为手经，分布于下肢的为足经。分布于肢体内侧的为阴经，从前到后依次为太阴、厥阴、少阴，内属五脏；分布于肢体外侧的为阳经，从前到后依次为阳明、少阳、太阳，内属六腑。相对的脏腑经脉构成表里关系，见表2-1。

表 2-1　　　　　　　　　　　十二经脉名称分类表

部　　位		阴经（属脏）	阳经（属腑）
上肢	前缘	手太阴肺经	手阳明大肠经
	中线	手厥阴心包经	手少阳三焦经
	后缘	手少阴心经	手太阳小肠经
下肢	前缘	足太阴脾经	足阳明胃经
	中线	足厥阴肝经	足少阳胆经
	后缘	足少阴肾经	足太阳膀胱经

十四经脉具体循行见图 2-2。

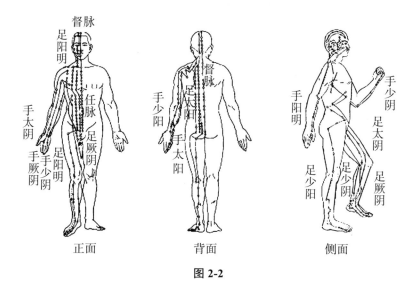

正面　　　　　　背面　　　　　　侧面

图 2-2

二、腧穴简介

1.认识腧穴　腧穴习惯上称"穴位"，是人体脏腑经络之气输注聚结于体表的所在，也就是临床上针刺艾灸的部位。当某些内脏有病时，在所属经络上的某些腧穴就会出现病理反应，如压痛点或特殊的过敏点，针灸疗法就是通过刺激这些"点"来调整经络与脏腑的功能而取得疗效。

2.腧穴分类

（1）经穴：是属于十四经系统的腧穴，有三百六十多个。其中，具有特殊治疗作用并有特殊称号的腧穴，称为特定穴。

（2）经外奇穴：是没有归属于十四经的腧穴，因其有奇效，故称"奇穴"，有一百多个。

（3）阿是穴：是一种没有固定位置的腧穴，以压痛点或其他反应点作为腧穴，所以又叫"压痛点"、"天应穴"。

3.定位方法　针灸的临床疗效与取穴是否准确有很大关系。常用的取穴方法有如下四种：

（1）体表解剖标志定位法：即自然标志定位法，是以人体解剖学的各种体表标志为依据来确定腧穴位置的方法。由骨节和肌肉所形成的突起、凹陷、五官轮廓、发际、指（趾）甲、乳头、肚脐等是固定标志；各部的关节、肌肉、肌腱、皮肤随着活动而出现的空隙、凹陷、皱纹、尖端等，则属于活动标志，即需要采取相应的活动姿势才会出现标志。

（2）骨度折量定位法：将体表骨节全长进行规定，以此来折量全身各部的长度和宽度，进行穴位分寸定位的方法。常用的骨度折量分寸如表 2-2 所示。

表 2-2　　　　　　　　　　常用骨度分寸折量表

分部	部位	骨度分寸	说明
头部	前发际正中至后发际正中	12	若发际不明显，眉心至前发际3寸，大椎至后发际3寸
	前两额发角之间	9	
	耳后两乳突之间	9	

续表

分部	部位	骨度分寸	说明
胸腹部	天突至胸剑联合中点	9	天突即胸骨上窝
	胸剑联合中点至肚脐	8	
	肚脐至耻骨联合上缘	5	
	两乳头之间	8	
背部	肩胛骨内缘至后正中线	3	
	肩峰端至后正中线	8	
上肢部	肘横纹至腕横纹	12	
	腋前纹头至肘横纹	9	
下肢部	股骨大转子至腘横纹	19	
	腘横纹头至外踝尖	16	
	胫骨内侧髁下方至内踝尖	13	

（3）手指同身寸定位法（图2-3）：是指依据患者本人手指所规定的分寸来量取腧穴的方法。①中指同身寸：是以患者的中指中节屈曲时内侧两端纹头之间作为1寸，可用于四肢部取穴的直寸和背部取穴的横寸。②横指同身寸：又名"一夫法"，是由患者将示指、中指、无名指和小指并拢，以中指中节横纹为准，四指横量作为3寸。

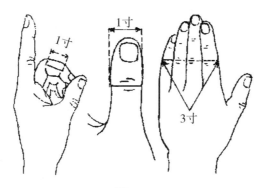

图 2-3

（4）简便取穴法：是一种简单取穴方法，如直立位两手下垂中指尖取风市穴等，简便取穴法只是一种辅助性质的取穴法，不作为主要方法。

治疗类风湿性关节炎的常用穴位

穴位是中医各种临床疗法的平台，是古代人民在长期的医疗实践之中，陆续发现并逐步积累起来的。在众多的穴位之中，有很多的穴位能够起到治疗类风湿性关节炎的作用。有的穴位直接针对类风湿性关节炎的发病，有的间接起到治疗作用，下面给类风湿性关节炎患者介绍一些在临床上治疗类风湿性关节炎常用的穴位（图2-4、图2-5）。

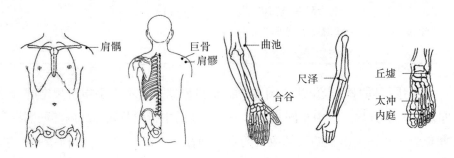

图 2-4

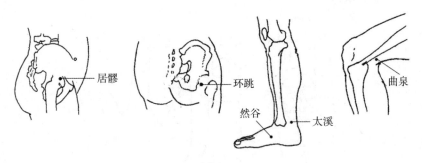

图 2-5

1. 肩髃

定位：在肩峰前下方，当肩峰与肱骨大结节之间。

主治：肩关节疼痛，上肢瘫痪等。

功用：疏通经络，祛风利关节。

刺灸法：直刺或向下斜刺 1 ~ 1.5 寸；艾条灸 5 ~ 10 分钟。

2. 尺泽

定位：仰掌，微屈肘，在肘横纹中，肱二头肌腱桡侧凹陷中。

主治：咳嗽，气喘，咯血，潮热，咽喉肿痛，舌干，胸部胀满，肘臂挛痛，吐泻，小儿惊风。

功用：清肺泄热，降逆理气。

刺灸法：直刺 1 ~ 1.2 寸，不宜大幅度捻转、提插，以防内出血。

3. 合谷

定位：在第 1、2 掌骨之间，约当第 2 掌骨桡侧之中点取穴。

主治：头痛发热，牙痛，三叉神经痛，面神经麻痹或痉挛，五官、咽喉、颈部疾病及上肢瘫痪、疼痛，手指麻木等。

功用：疏风解表，行气活血，通络镇痛。

刺灸法：直刺 0.6 ~ 1 寸；艾条灸 5 ~ 10 分钟。

4. 曲池

定位：屈肘，在肘横纹桡侧端凹陷处取穴。约当尺泽（手太阴肺经）与肱骨外上髁连线之中点。

主治：发热，高血压，荨麻疹，上肢疼痛、瘫痪等。

功用：祛风解表，清热利湿，调和营卫，利关节，通经络。

刺灸法：直刺 1.5 ~ 2 寸；艾条灸 5 ~ 10 分钟。

5. 巨骨

定位：在肩端上，锁骨肩峰端与肩胛冈之间凹陷部取穴。

主治：肩关节疼痛，抬举无力。

功用：理气散瘀，通络。

刺灸法：向前下斜刺 0.8 ~ 1 寸；艾条灸 5 ~ 10 分钟。

6. 内庭

定位：在第 2 跖趾关节前方，2、3 趾缝间的纹头处取穴。

主治：牙痛，三叉神经痛，肋骨痛，胃病，扁桃体炎。

功用：通调肠胃，清热化滞。

刺灸法：直刺 0.3 ~ 0.5 寸；艾条灸 5 ~ 10 分钟。

7. 然谷

定位：在舟骨粗隆下缘凹陷处取穴。

主治：咽喉疼痛，心烦，阳痿，遗精，遗尿。

功用：滋阴清热，补肾壮阳。

刺灸法：直刺 0.5 ~ 1 寸；艾条灸 5 ~ 10 分钟。

8. 太溪

定位：在足内踝与跟腱之间的凹陷中取穴。

主治：头晕，耳鸣，牙痛，慢性咽喉痛。

功用：补肾益精，壮腰健骨。

刺灸法：直刺 0.4 ~ 0.8 寸；艾条灸 5 ~ 10 分钟。

9. 肩髎

定位：在肩峰后下际，上臂外展平举，于肩髃穴后寸许之凹陷中取穴。

主治：肩关节疼痛，上肢瘫痪。

功用：祛风通络。

刺灸法：直刺或向下斜刺 1 ~ 1.5 寸；艾条灸 5 ~ 15 分钟。

10. 环跳

定位：侧卧屈股，在股骨大转子最高点与骶骨裂孔的连线上，外 1/3 与中 1/3 的交点处取穴。

主治：坐骨神经痛，下肢瘫痪，臀部肌纤维炎。

功用：祛风湿，通经络，利腰膝。

刺灸法：直刺或稍向脊柱方向斜刺 2 ~ 3.5 寸；艾条灸 5 ~ 15 分钟。

11. 居髎

定位：在髂前上棘与股骨大转子之最高点连线的中点处，侧卧取穴。

主治：腰腿疼痛，足痿。

功用：祛风通络。

刺灸法：直刺 1 ~ 2 寸；艾条灸 5 ~ 15 分钟。

12. 丘墟

定位：在踝前下缘，当趾长伸肌腱的外侧凹陷中取穴。

主治：胁肋痛，胆道疾患，下肢外侧及踝关节疼痛等。

功用：疏肝胆，调经气。

刺灸法：直刺 0.4 ~ 0.8 寸；艾条灸 5 ~ 10 分钟。

13. 太冲

定位：在足第 1、2 跖骨结合部之前凹陷中取穴。

主治：头痛，头晕，面肌痉挛，精神病，癫痫，小儿惊风，胁痛，高血压，足背部病证等。

功用：调肝，理血，通络。

刺灸法：直刺 0.6 ~ 1 寸；艾条灸 5 ~ 10 分钟。

14. 曲泉

定位：屈膝，在膝关节内侧横纹上方，当腓骨内髁之后，于半膜肌、半腱肌止端之前上方取穴。

主治：痛经，尿潴留，膝关节内侧痛。

功用：清湿热，利黄疸，养血脉。

刺灸法：直刺 0.6 ~ 1.2 寸；艾条灸 5 ~ 10 分钟。

第三章　类风湿性关节炎的躯体按摩疗法

　　按摩疗法是通过采用适当手法，刺激人体的特定部位，以疏通经络、运行气血，从而改善机体的生理、病理过程，提高人体自然抗病能力，达到预防疾病或促使病体康复目的的治疗方法。是中医学的一个重要组成部分。因其简单、方便、经济、效佳的特点，作为自然疗法的一种，近年来受到广大患者的欢迎。

类风湿性关节炎常用按摩手法

一、按摩手法的要求

　　手法是按摩实现治病、保健的主要手段，其熟练程度及适当地应用，对治疗和保健效果有直接的影响。因此，要提高效果，就要熟练掌握手法的操作技巧。手法的要点在于持久、有力、均匀、柔和，达到深透的目的。

　　1.持久　是指操作手法要按规定的技术要求和操作规范持续作用，保持动作和力量的连贯性，并维持一定时间，以使手法的刺激积累而产生良好的作用。

　　2.有力　是指手法刺激必须具有一定的力度，所谓"力"不是指单纯的力量，而是一种功力或技巧力，而且这种力也不是固定不变的，而是要根据对象、部位、手法性质以及季节变化而变化。

3.均匀　是指手法动作的幅度、速度和力量必须保持一致，既平稳又有节奏。

4.柔和　是指动作要稳、柔、灵活，用力要缓和，力度要适宜，使手法轻而不浮、重而不滞。

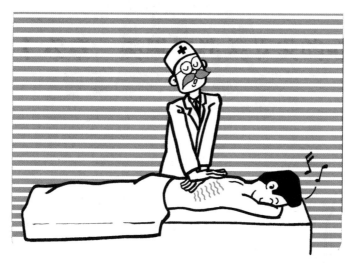

图 3-1

5.深透　是指手法作用于体表，其刺激能透达至深层的筋脉、骨肉，甚至脏腑。应该指出的是，持久、有力、均匀、柔和、深透这五方面是相辅相成、密切相关的。持续运用的手法逐渐降低肌肉的张力，使手法功力能够逐渐渗透到组织深部，均匀协调的动作使手法更趋柔和，而力量与技巧的完美结合，则使手法既有力又柔和，达到"刚柔相济"的境界，只有这样，才能使手法具有良好的"深透"作用。

自学者在实践中遇到最多的问题就是如何理解掌握这些要点，作者在多年的实践和教学中总结出一套成熟的方法，现介绍如下：

中医学认为，"不通则痛，通则不痛"，疼痛的部位往往是气血不通，好比下雨后地上的一摊积水，手法的作用就相当于用扫帚扫除积水，如何最有效地"扫除积水"就是手法的技巧。最有效的扫除方法是将扫帚紧贴地面（手法上称为吸着），持久有力、均匀柔和地扫下去，手法的技巧也可以这样理解。

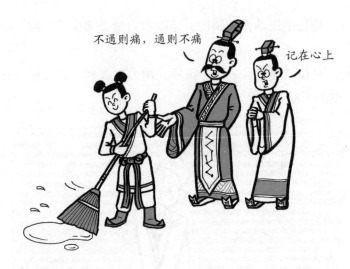

图 3-2

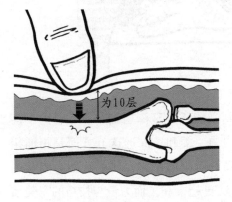

图 3-3

　　为了让读者更好地理解手法的轻重程度，我们可以采取分层法。分层法就是将治疗部位的皮肤到骨骼的距离分为10层，皮肤为1层，骨骼为10层，其间分别为2～9层，将每种手法的力度用层数来表示。

　　读者可以这样去理解这种方法：把右手拇指指腹部放在左手虎口部肌肉丰满的地方，当拇指指腹部对皮肤无任何压力时为0层，其后逐渐加力，直到压到骨膜无法再压下去为止就是10层，那么这其中的就可以理解为1～9层。如摩法的着力层较浅，在2～3层；推法的着力层较深，在5～6层；弹拨法更深，在7～9层。读者在实践中可以按照这样的深度来理解掌握手法的力。

二、常用按摩手法

1.推法

操作：用指、掌、肘部等着力，在一定的部位上进行单方向的直线运动，称为推法（图3-4）。操作时指、掌、肘等要紧贴体表，缓慢运动，力量均匀、深透。

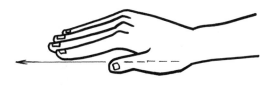

图 3-4

　　力度：按照上面我们对手法力度的分层理解法，推法着力的深度在 4 ~ 6 层（下同）。

　　应用：本法可在人体各部位使用。具有消积导滞、解痉镇痛、消瘀散结、通经理筋的功能，可提高肌肉兴奋性，促进血液循环。

　　2.拿法

　　操作：用大拇指和示、中两指，或用大拇指和其余四指作相对用力，在一定部位和穴位上进行一紧一松的捏提，称为拿法（图3-5）。力量应由轻而重，连续而有节奏，缓和而连贯，接触点在指腹而不应在指尖，腕部放松。

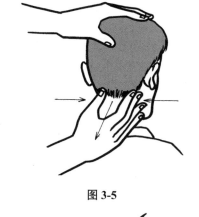

图 3-5

　　力度：5 ~ 7层。

　　3.捏法

　　操作：用大拇指和示中两指，或用大拇指和其余四指相对用力挤压肌肤，称捏法（图3-6）。用力要求均匀而有节律。

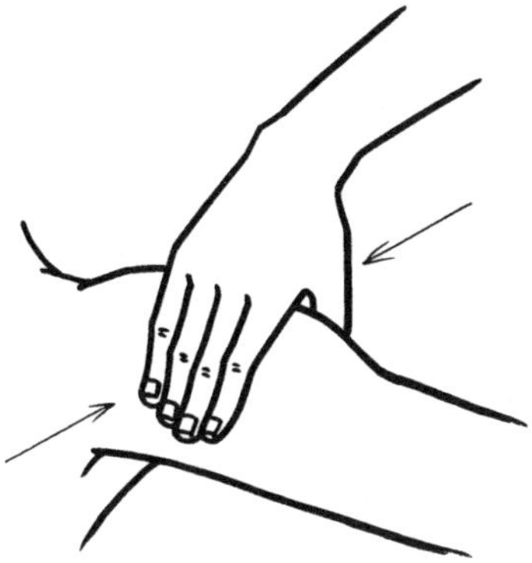

　　力度：4 ~ 5层。

　　应用：本法具有舒筋通络、行气活血、调理脾胃的功能，常用于头面、腰背、胸胁及四肢部位。

图 3-6

　　4.按法

　　操作：用指、掌、肘等按压体表，称按法（图3-7）。力量应由轻而重，稳而持续，垂直向下不可使用暴力。着力点应固定不移。

力度：5 ~ 7 层。

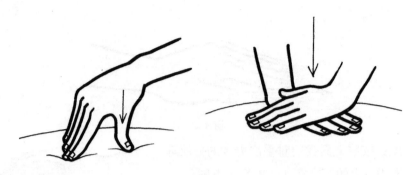

图 3-7

应用：按法是一种较强刺激的手法，有镇静止痛、开通闭塞、放松肌肉的作用。指按法适用于全身各部穴位；掌按法常用于腰背及下肢部；肘按法压力最大，多用于腰背、臀部和大腿部。

5. 点法

操作：用指端、屈曲之指间关节或肘尖，集中力点，作用于施术部位或穴位上，称点法（图 3-8）。操作时要求部位准确，力量深透。

力度：6 ~ 8 层。

应用：本法具有开通闭塞、活血止痛、解除痉挛、调整脏腑功能的作用。适用于全身各部位及穴位。

6. 摩法

操作：以指、掌等附着于一定部位上，作旋转运动，称摩法（图 3-9）。肘关节应自然屈曲，腕部放松，指掌自然伸直，动作缓和，保持一定节律。

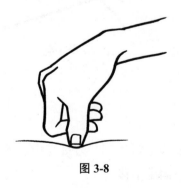

图 3-8

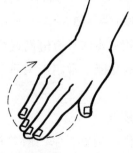

图 3-9

力度：2 ~ 3 层。

应用：本法刺激轻柔和缓，是胸腹、胁肋部常用手法，具有理气和中、消积导滞、散瘀消肿、调节肠胃蠕动的功能。

7. 一指禅推法

操作：以拇指指端罗纹面或偏锋为着力点，前臂作主动摆动，带动腕部摆动和拇指关节屈伸活动，称一指禅法（图 3-10）。

肩、肘、腕、指各关节必须自然放松，拇指要吸定在皮肤上，不能摩擦及跳跃。力量均匀深透，保持一定的压力、频率及摆动幅度，频率每分钟 120 ~ 160 次。总的来说本法的操作要领在于一个"松"字，只有将肩、肘、腕、掌各部位都放松才能使功力集中于拇指，做到"蓄力于掌，发力于指，着力于罗纹"，使手法动作灵活，力量沉着，刺激柔和有力，刚柔相济才称得上一指禅功。

力度：3 ~ 5 层。

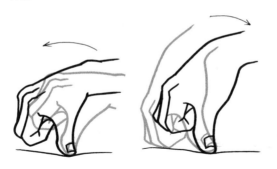

图 3-10

8. 滚法

操作：由腕关节的屈伸运动和前臂的旋转运动带动空拳滚动，称滚法（图 3-11）。

侧掌滚法：肩、肘、腕关节自然放松，以小指掌指关节背侧为着力点，吸定于治疗部位，不应拖动和跳跃，保持一定的压力、频率和摆动幅度。

握拳滚法：手握空拳，用示、中、无名、小指四指的近侧指间关节突出部分着力，附着于体表一定部位，腕部放松，通过腕关节做均匀的屈伸和前臂的前后往返摆动，使拳做小幅度的来回滚动（滚动幅度应控制在 60° 左右）。

力度：4 ~ 6 层。

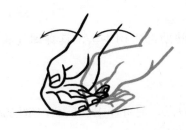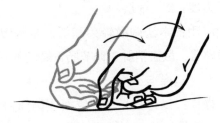

图 3-11

应用：擦法压力较大，接触面较广，适用于肩背、腰及四肢等肌肉丰厚部位，具有舒筋活血、缓解肌肉和韧带痉挛、增加肌筋活力、促进血液循环、消除肌肉疲劳的作用。

9. 揉法

操作：以前臂和腕部的自然摆动，通过手指、鱼际、掌等部位对一定部位或穴位旋转施压，称揉法（图 3-12）。

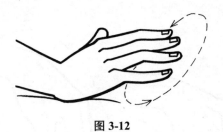

图 3-12

力度：3 ~ 5 层。

应用：本法轻柔缓和，刺激量小，适用于全身各部位，具有舒筋活络、活血化瘀、消积导滞、缓解肌肉痉挛、软化瘢痕的作用。

10. 擦法

操作：以手掌或大鱼际、小鱼际附着在一定部位，进行直线往返摩擦，称擦法（图 3-13）。运动的幅度较大，紧贴皮肤，力量应较小，运动均匀，频率每分钟 100 次左右。

力度：2 ~ 4 层。

应用：本法可提高局部温度，扩张血管，加速血液和淋巴循环，具有温经通络、行气活血、消肿止痛的作用。

11. 抹法

操作：用单手或双手拇指罗纹面紧贴皮肤，作上下或左右往返运动，称为抹法（图3-14）。动作宜轻巧，灵活。

力度：3～4层。

应用：本法具有开窍镇静、清醒头目、行气散血的作用，常用于头部、颈项部。

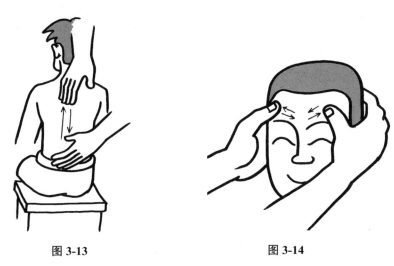

图3-13　　　　　　　　　　　　　　　　图3-14

12. 拍法

操作：用虚掌拍打体表，称拍法（图3-15）。手指自然并拢，掌指关节微屈，用力平稳而有节奏。

力度：3～4层。

应用：本法具有舒筋通络、解痉止痛、消除疲劳的作用，适用于肩背、腰臀及下肢部。

13. 击法

操作：用拳背、掌根、掌侧小鱼际、指尖或器具叩击体表，称击法（图3-16）。用力快速、短暂、垂直向下，速度均匀而有节奏。

力度：5～6层。

应用：本法具有调和气血、安神醒脑、消除疲劳的作用。拳击法常用于腰背部；掌击法常用于头顶、腰臀及四肢部；侧击法常用于腰背及四肢部；指尖击法常用于头面、胸腹部；棒击法常用于头顶、腰背及四肢部。

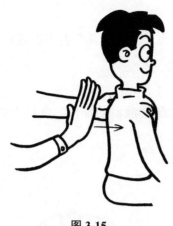

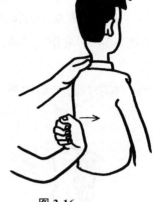

图 3-15　　　　　　　　　　　　图 3-16

三、按摩法的注意事项

1.刺激量　按摩手法刺激量的大小因人而异，并非越大越好。如患者体质强，操作部位在腰臀四肢，病变部位在深层者，手法刺激量宜大；患者体质弱，孩童，操作部位在头面胸腹，病变部位在浅层者，手法刺激量宜小。

2.按摩介质　按摩时常可应用介质，能增强疗效，润滑和保护皮肤。常用介质的种类如下：

（1）水汁剂：可用水、姜汁、中药水煎液等。

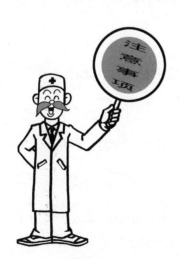

图 3-17

（2）酒剂：将药物置于 75%酒精或白酒中浸泡而成，可用樟脑酒、椒盐酒、正骨水、舒筋活络药水等。

（3）油剂：由药物提炼而成，常用的有麻油、松节油等。

（4）散剂：把药物晒干、捣细、研末为散，可用摩头散、摩腰散、滑石粉等。

（5）膏剂：用药物加适量赋形剂（如凡士林等）调制而成。历代处方众多，应用也较为广泛。

3.按摩器具　按摩器具可作为按摩临床辅助医疗用具，常用的有按摩棒、按摩拍、按摩球、按摩轮、按摩梳、电动按摩器具等。

4. 配合锻炼　锻炼是按摩治疗中的一种重要辅助手段，患者在医生指导下充分发挥主观能动性，采用一定形式的主动活动，可巩固和加强治疗效果。

5. 影响疗效的因素　辨证不准确；选穴不准确；手法选择不当；手法治疗量不足或太过；个体差异；治疗的时机把握不当；疗程设置不合理。

小知识

按摩的历史

按摩有着悠久的历史。据考古发现证实，按摩最早起源于三千多年前，甲骨文上记载，女巫师女皂用按摩为人们治疗疾病。

---

6. 按摩法的禁忌证

（1）严重内科疾病，如有严重心、脑、肺疾病等，应慎用或禁用按摩法。

（2）传染病如肝炎、结核等，或某些感染性疾病如丹毒、骨髓炎等禁用按摩法。

（3）恶性肿瘤部位禁用按摩法。

（4）伴有出血倾向的血液病患者禁用按摩治疗。

（5）骨折部位，不宜按摩治疗。

（6）皮肤疾病如湿疹、癣、疱疹、疥疮等，禁止在患处按摩治疗。

（7）妇女怀孕期、月经期在其腰骶部和腹部不宜做手法治疗；其他部位需要治疗时，也应以轻柔手法为宜。

（8）年老体弱，久病体虚，或过饥过饱，酒醉之后均不宜或慎用按摩治疗。

7. 按摩异常情况的处理

（1）治疗部位皮肤疼痛：患者经按摩手法治疗，局部皮肤可能出现疼痛等不适的感觉，夜间尤甚，常见于初次接受按摩治疗的患者。主要原因在于术者手法不熟练，或者局部施术时间过长，或者手法刺激过重。一般不需要做特别处理，1～2天内即可自行消失。若疼痛较为剧烈，可在局部热敷。对初次接受按摩治疗的患者应选用轻柔的手法，同时手法的刺激不宜过强，局部施术的时间亦不宜过长。

（2）皮下出血：患者在接受手法治疗后，由于手法刺激过强，或患者血小板减少，或老年性毛细血管脆性增加等，治疗部位皮下出血，局部呈青紫色，出现紫癜及瘀斑。微量的皮下出血或局部小块青紫时，一般不必处理，可以自行消退；若局部青紫肿痛较甚，应先行冷敷，待出血停止后，再热敷或轻揉局部以促使局部瘀血消散吸收。手法适当却仍有出血者应注意排除血液系统疾病。

（3）骨折：手法不当或过于粗暴可引起骨折，按摩时患者突然出现按摩部位剧烈疼痛，不能活动。对老年骨质疏松患者，手法不宜过重，活动范围应由小到大，不要超过正常生理限度，并注意病人的耐受情况，以免引起骨折。

类风湿性关节炎常用躯体按摩法

一、类风湿性关节炎的辨证按摩

1.四肢关节的按摩法

由于类风湿性关节炎的病变在四肢的关节，所以我们先说一下四肢关节的按摩，而各种不同的证型，可以在四肢关节的按摩基础上进行辨证治疗。

（1）取穴（图3-18、图3-19、图3-20）

1）指掌关节：合谷、后溪、二间、中渚、劳宫、四缝。

2）腕关节：阳溪、阳池、腕骨、中泉、大陵、养老、外关。

3）肘关节：曲池、曲泽、天井、小海、手三里、手五里。

4）肩关节：肩贞、天宗、肩井、臂臑。

5）踝关节：昆仑、悬钟、解溪、商丘、太溪、申脉。

6）膝关节：膝眼、阳陵泉、委中、梁丘、丰隆、足三里。

7）髋关节：环跳、秩边、髀关、承扶。

8）下颌关节：下关、合谷、翳风、颊车、内庭。

9）脊柱关节：以脊椎两旁肌肉为治疗重点，常取夹脊、大椎、大杼、风门、肺俞、心俞、膈俞、肝俞、脾俞、肾俞、命门、志室、腰阳关。

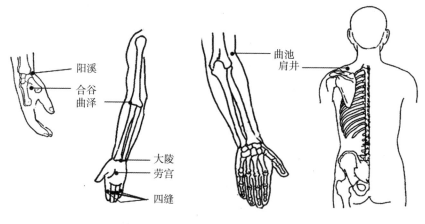

图 3-18

（2）操作手法

1）上肢：患者取仰卧或坐位，先用推法和一指禅推法，继用滚法、揉法沿指、腕、肘反复施术，在受累关节处做重点治疗。捻指间关节；按掐四缝、劳宫；点阳溪、大陵、曲泽；拿合谷、曲池、肩井。屈伸、摇、搓、拔伸各受累关节。擦热患处再施拍打诸法，使热透入关节。

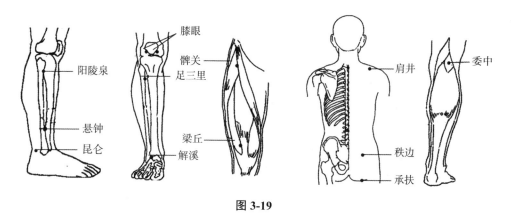

图 3-19

2）下肢：患者取卧位，先用推法和一指禅推法沿足背、踝、膝反复施术，在受累关节处做重点治疗。按内庭、太冲、丘墟、悬钟、阴陵泉、阳陵泉等穴，点解溪、昆仑、膝眼、足三里、髀关、梁丘。屈伸、摇、搓、拔伸各受累关节。嘱患者俯卧，自足跟向上沿足太阳经施推、揉诸法。拿太溪、昆仑、委中，点承扶、环跳、秩边，擦热患处再施拍打诸手法，使热透入关节。

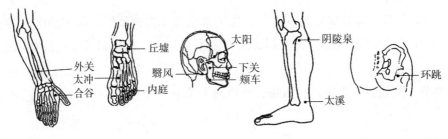

小知识

小儿按摩治疗类风湿性关节炎

1. 患儿仰卧，以手掌置于患儿腹部，顺时针揉摩2～5分钟。

2. 以拇指和其余四指相对，拿揉四肢部，重点是患病的肢体，并配合四肢关节的屈伸活动。反复操作3～5分钟。

3. 以拇指指端按揉并弹拨足三里穴1～3分钟。

4. 俯卧位，以全掌横擦患儿肩、背、腰、骶部，以透热为度。

3）下颌关节：凡下颌关节受累者，可推下关、颊车，按太阳、翳风、外关，拿合谷、内庭。

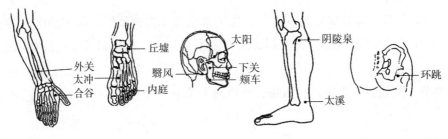

外关
太冲
合谷
丘墟
翳风
内庭
太阳
下关
颊车
阴陵泉
太溪
环跳

图 3-20

4）脊柱：患者俯卧，在患者腰背部沿脊柱及其两侧用滚法施术，并配合后抬腿活动，时间约5分钟。患者取坐势，术者于后方用滚法、拿法交替施于颈项两侧及肩部，同时配合颈部左右旋转及俯仰活动，再拿肩井，时间约2分钟。接上势，用按揉法从颈至腰臀部循经施于上述穴位。先取夹脊，再取其余穴位，最后平推脊柱以热为度（本过程患者坐势和俯卧均可），再按肩井结束治疗。

2. 辨证分型按摩法

（1）风邪痹阻证

取穴：膈俞、血海（图3-21）。再根据不同的病变部位，参考上述四肢关节的按摩取穴。

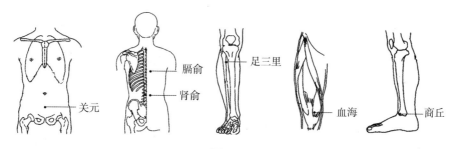

图 3-21

操作：配合四肢关节的按摩，对膈俞、血海先用按揉法，然后再用擦法，最后擦热患处，以透热为度。

（2）湿邪痹阻证

取穴：足三里、商丘。再根据不同的病变部位，参考上述四肢关节的按摩取穴。

操作：配合四肢关节的按摩，对足三里、商丘先用按揉法，然后再用擦法，最后擦热患处，以透热为度。

（3）寒邪痹阻证

取穴：肾俞、关元。再根据不同的病变部位，参考上述四肢关节的按摩取穴。

操作：配合四肢关节的按摩，对肾俞、关元先用按揉法，然后再用擦法，最后擦热患处，以透热为度。

（4）风湿热郁证

取穴：大椎、曲池（图 3-22）。再根据不同的病变部位，参考上述四肢关节的按摩取穴。

操作：配合四肢关节的按摩，对大椎、曲池先用按揉法，然后再用擦法，最后擦热患处，以透热为度。

（5）寒热错杂证

取穴：关元、肾俞、大椎、曲池。再根据不同的病变部位，参考上述四肢关节的按摩取穴。

操作：配合四肢关节的按摩，对关元、肾俞、大椎、曲池先用按揉法，然后再用擦法，最后擦热患处，以透热为度。

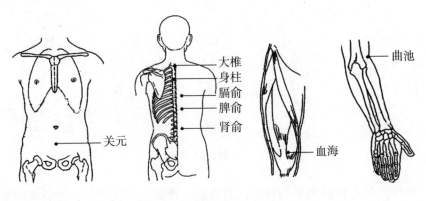

图 3-22

（6）热毒痹阻证

取穴：大椎、身柱、曲池。再根据不同的病变部位，参考上述四肢关节的按摩取穴。

操作：配合四肢关节的按摩，对大椎、身柱、曲池先用按揉法，然后再用擦法，最后擦热患处，以透热为度。

（7）痰瘀痹阻证

取穴：膈俞、脾俞、血海。再根据不同的病变部位，参考上述四肢关节的按摩取穴。

操作：配合四肢关节的按摩，对大椎、身柱、曲池先用按揉法，然后再用擦法，最后擦热患处，以透热为度。

（8）肝肾阳虚证

取穴：肝俞、肾俞、足三里（图 3-23）。再根据不同的病变部位，参考上述四肢关节的按摩取穴。

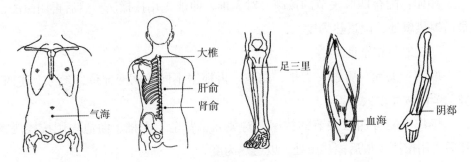

图 3-23

操作：配合四肢关节的按摩，对肝俞、肾俞、足三里先用按揉法，然后再用擦法，最后擦热患处，以透热为度。

小常识

按摩并非越痛越有效

按摩轻重因人而异。被按摩者感觉略微酸痛，但完全可以承受为最佳力度，不会感到心慌、头晕、恶心等。力度过轻，起不到治病作用；力度过重，则会对被按摩者造成其他伤害。特别是对于心脏病、高血压患者，可能因按摩力度过大而导致疾病复发。

（9）肝肾阴虚证

取穴：肝俞、肾俞、足三里、阴郄、大椎。再根据不同的病变部位，参考上述四肢关节的按摩取穴。

操作：配合四肢关节的按摩，对肝俞、肾俞、足三里、阴郄、大椎先用按揉法，然后再用擦法，最后擦热患处，以透热为度。

（10）气血亏虚证

取穴：气海、血海。再根据不同的病变部位，参考上述四肢关节的按摩取穴。

操作：配合四肢关节的按摩，对气海、血海先用按揉法，然后再用擦法，最后擦热患处，以透热为度。

二、保健按摩

主要是通过按摩三个保健穴位，达到保健治疗的效果，能够很好地起到"没病防病，有病治病"的作用。

（1）合谷：正确按摩合谷穴的方法，是拇指屈曲垂直按在合谷穴上，做一紧一松地按压，频率约为每2秒1次，即每分钟30次左右。重要的是按压的力量需要较强，穴位下面要求出现酸、麻、胀，甚至有窜到示指端和肘部以上的感觉，即"得气"现象。这样才能起到防病治病的作用。但是，要注意对体质较差的病人，不宜给以较强刺激，孕妇一般不要按摩合谷穴。

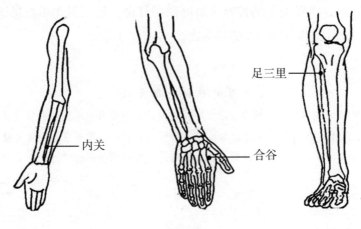

图 3-24

（2）内关：按摩内关和按摩合谷一样，也一定要得气才行。按压内关的方法是：一只手的四个指头握住被按摩的前臂，使这只手的大拇指垂直按在内关穴，指和两筋平行，指甲要短，以指尖有节奏地按压并配合一些揉的动作。

（3）足三里：中医认为脾胃为后天之本。人出生以后，成长和健康的维持与脾胃的消化营养功能密切相关，而胃经又属于多气多血的经脉，这条经脉受到激发，气血旺盛，将影响五脏六腑与全身各器官的功能，从而达到保健长寿的效果，因此历来足三里穴被认为是一个医疗和保健的重要穴位。按摩足三里最好采用推拿按摩相结合的方法。由于足三里下面肌肉较丰满，手力小的有时难以达到得气的效果，这时也不排除应用一些辅助器械或别人帮助按摩。

第四章　类风湿性关节炎的足底按摩法

什么是足底按摩疗法

　　足底按摩是人们较为熟悉的一个名词。大大小小的"足浴"、"足疗"的广告牌让人们对足底按摩不再陌生。足底按摩，又称足部反射疗法、足部病理按摩、足道养生等，是一种以刺激足部反射区为主的按摩疗法。

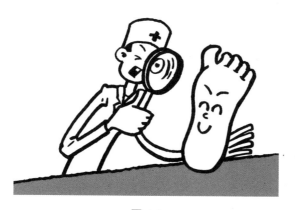

图 4-1

　　1. 足反射区　什么是反射区呢？脚内有丰富的神经末梢，按照印度医学的说法，有七万多个。经这些神经末梢，信息和能量流从身体所有器官和部位反射到脚底的一定区域，即反射区。反射区是神经聚集点，这些聚集点，都与身体各器官相对应。每个器官在脚部都有一个固定的反射位置。身体右半部的器官与右脚的相应区域有联系，身体左半部的器官与左脚的相应区域有联系。当一个人身体的某个脏器或体表的某处发生病变，都会在相应反射区出现一定反应。需要特别指出的是，头部器官由于神经下行传导过程中延髓呈左右交叉，故在脚部的反射区是左右交叉的，即左侧头部器官反射区在右脚，右侧头部器官反射区在左脚，例如右眼反射区在左脚，左眼反射区在右脚。

鼻为苗窍之根，耳为神机之根，乳为宗气之根，脚为精气之根。

我们通常所接触到的足底按摩主要是用手直接或间接施力于脚部反射区，运用各种手法给脚部一定的疼痛刺激，通过反射区的作用纠正身体相应器官的不正常状态，从而达到治疗保健的目的。用手按摩比较灵活，可以根据不同人对疼痛不同的耐受度来调节施力的大小，可以自我按摩，也可以互相按摩。直接按摩主要靠手来施力，而且要求达到一定的刺激程度，因此操作起来比较累，需要一定的力量与耐力。间接按摩常借助一些器具，如人们发明的按摩棒等按摩，相对来说，减轻了手的用力，比较轻松一点。也可完全不用手来按摩脚部，例如坐位或站立时，可在脚下某反射区位置垫一块鹅卵石，通过上下小幅度踮脚的运动，一起一落，达到鹅卵石对脚的按摩刺激作用。其他如药物泡脚、热水烫脚、运用电磁仪器刺激脚部等也都归入脚部按摩的范畴。

小贴语

树老先老根，人老先老腿。

——民间谚语

2.足底按摩可使用的介质　足底按摩治疗时常可应用介质，能增强疗效，润滑和保护皮肤。常用介质的种类如下：

（1）水汁剂：可用水、姜汁、中药水煎液等，可与中药浴足结合应用。

（2）酒剂：将药物置于75%酒精或白酒中浸泡而成，可用樟脑酒、椒盐酒、正骨水、舒筋活络药水等。

（3）油剂：由药物提炼而成，常用的有麻油、松节油等。

（4）散剂：把药物晒干、捣细、研末为散，可用摩头散、摩腰散、滑石粉等。

（5）膏剂：用药物加适量赋形剂（如凡士林等）调制而成。也可应用护肤油、润肤露、按摩乳等。

3.足底按摩的注意事项

（1）按摩前必须剪短并洗净指甲，为了避免损伤皮肤，应在皮肤上涂上一些油膏以润滑，然后再视被按摩点的情况，采取绕圈式的揉搓或上下式的挤压方式进行按摩。而且对大部分的按摩部位来说，需要注意往心脏方向按摩，刺激的强度应从轻到重，逐渐增加压力。

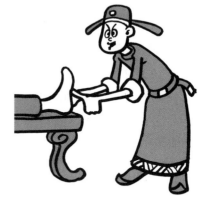

图 4-2

（2）房间要保温、通风、保持空气新鲜。夏季治病时，不可用风扇吹患者双脚。

（3）假如患者精神紧张，身体疲劳或正处于情绪激动之中，要让患者稍事休息，待患者平静下来后再进行治疗。

（4）按摩后半小时内饮温开水 500 毫升（肾脏病者不要超过 150 毫升），以利于代谢废物排出体外。

（5）避免压迫骨骼部位，防止骨膜发炎或溢血肿胀现象（患血小板减少症者容易发生青紫肿块，应该注意）。

（6）脚部受伤，避免在脚部受伤部位加压，应找出上下肢相关反射区的疼痛点按摩。

（7）长期接受足部按摩，足部痛的感觉就会迟钝，这时可用盐水浸泡双脚半小时，脚的敏感性就会增强，治疗效果也会大大提高。

4.足底按摩的禁忌证

（1）任何疗法都有其局限性，不可能包治百病，例如，对于急性传染病和急性中毒等急性病症，必须首先采用药物或其他方法遏制病势的发展，而将足底按摩作为一种补充的康复手段或辅助疗法。

（2）妇女在月经或妊娠期间应避免使用足底按摩，以免引起子宫出血过多或影响胎儿健康。

（3）因足底按摩有促进血液循环的作用，所以对脑出血、内脏出血及其他原因所致的严重出血病患者，不能使用，以免引起更大的出血。

（4）对那些严重肾衰、心衰、肝坏死等危重病人，足底按摩的刺激可引起强烈的反应甚至使病情恶化，故必须慎用。

（5）对于肺结核活动期的患者，不能应用，以免结核菌随血行播散，导致弥漫性、粟粒性结核的严重后果。

（6）对于频发心绞痛患者，应嘱病人绝对卧床休息，并尽量妥善送医院就医，绝不能滥用足底按摩。

（7）高热、极度疲劳、衰弱、长期服用激素、脚部病变不适用于按摩的患者，不能使用。

足底按摩手法

1.操作手法　足部按摩手法多种多样，而且简单、方便、易学。因为拇指动作最灵活，感应最灵敏，最易施加力量，容易控制轻重，按摩效应较好，因此临床手法按摩多采用。

（1）拇指指尖施压法（图4-3）：用拇指指尖施力，其余四指收拢如握拳状。多用于脚趾趾腹或趾根等面积较小的区域。

（2）示指单钩施压法（图4-4）：示指弯曲，其余四指收拢如握拳状，用示指第一、二指间关节施力。

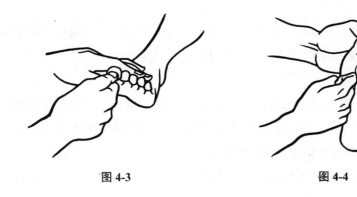

图4-3　　　　　　　　　　　　　图4-4

（3）掌搓法（图4-5）：五指并拢，用手指、掌面着力，前后搓动。多用于脚背面。

（4）拇指搓法（图4-6）：拇指指腹着力，其余四指并拢与拇指分开，前后搓动。多用于脚背面。

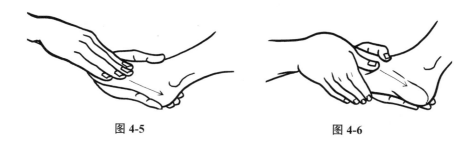

图 4-5   图 4-6

（5）揉法（图4-7）：拇指指尖着力，其余四指握拢。拇指指尖固定在反射区处旋转揉动。

（6）撮指叩法（图4-8）：五指指尖捏在一起，上下叩击反射区。

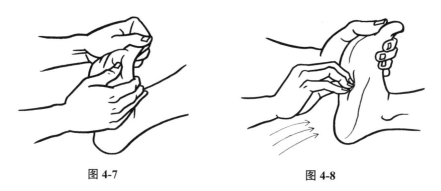

图 4-7   图 4-8

（7）捏法（图4-9）：拇指与其余四指分开，分别着力在脚掌、脚背。拇指指腹与示指桡侧面共同用力挤捏。

（8）握法（图4-10）：一手持脚跟，另一手握脚掌，用力挤握。

2.刺激效果　对于按摩手法的选用，每个人都有自己的习惯，无须等同划一，只要操作方便，按摩力度适中，能达到按摩的目的即可，无须拘泥于形式。那么，足穴的按摩刺激，会达到什么效果呢？

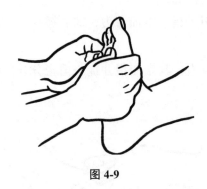

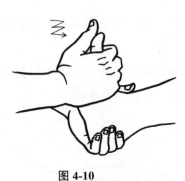

图 4-9　　　　　　　　　　　图 4-10

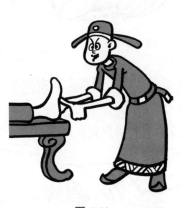

图 4-11

（1）触性刺激：对皮肤进行轻柔按摩，有镇静、安神的作用，可使身体保持平衡，改善紧张情绪，也可使知觉神经、自主神经的活动旺盛。

（2）痛性刺激：按揉压痛点，可使神经兴奋，促进内分泌功能，提高神经机能。

（3）运动刺激：利用活动关节、肌肉的方法，从生理学角度看，效果最大，它对运动神经和自主神经有较好的调整作用。

（4）压迫刺激：局部压迫，可激发肌肉的代谢活动，提高内脏功能，促进生理机能以及生长发育。

（5）叩打刺激：是指咚咚地敲打局部或全脚，以起到扩张和收缩内脏肌肉的效果。迅速叩打可收缩肌肉血管，加强内脏机能，而缓慢地叩打则可松弛肌肉，减少内脏的功能活动，使内脏得以良好休息。

类风湿性关节炎常用足底按摩法

一、常用足反射区

1.肾上腺　双脚掌第 2、3 跖骨头之间足底部"人"字形交叉点下凹陷处。

2.肾　足掌第 2、3 跖骨近端，相当于足掌"人"字形交叉稍后方凹陷处。

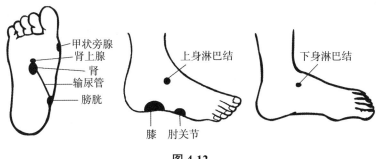

图 4-12

3. 膀胱　足掌内侧舟骨下方的稍突起处。

4. 甲状旁腺　足掌第 1 跖趾关节外侧凹陷处。

5. 肘关节　足掌外侧第 5 跖骨与楔骨之关节突起的前后两侧。

6. 膝关节　足掌外侧跖骨与跟骨间的凹陷处。

7. 输尿管　双足足底自肾脏反射区斜向内方至舟状骨内下方，呈弧形带状区。

8. 上身淋巴结　双脚外踝与腓骨、距骨间形成的凹陷区。

按摩顺序是：先左脚后右脚，先按摩发炎关节的反射区，再按摩肾脏、输尿管、膀胱、肾上腺、甲状旁腺各反射区。按摩时应注意足部保暖，力量以反射区有轻度疼痛为宜，不宜过重。每个反射区可按摩数分钟，一般全程操作时间约为 20 ~ 40 分钟。

二、足浴法

足浴属于足疗内容，实际也是药浴的范畴。是指将药物煎汤，趁热先熏后洗足部的方法。也可只熏不洗或只洗不熏。每次可熏洗 20 ~ 40 分钟，药凉后加温再用，每日 1 ~ 3 次，一剂药可重复使用 2 ~ 3 天。

方一

药物组成：玫瑰花 15 克，辛夷花 10 克，当归 20 克，红花 15 克，苏木 10 克。

用法：热水将上药浸泡，温水洗脚。

作用：行气活血，通经活络。

方二

药物组成：伸筋草 15 克，透骨草 15 克，五加皮 12 克，三棱 12 克，莪术 12 克，秦艽 12 克，海桐皮 12 克。

用法：热水将上药浸泡，温水洗脚。

作用：行气活血活络。

方三

药物组成：桃仁 20 克，红花 15 克，杏仁 20 克，细辛 20 克，薄荷 10 克。

用法：用热水冲泡上药，待水温合适后，洗脚。

作用：促进血液循环。

方四

药物组成：黄芪 20 克，苍耳子 10 克，辛夷花 10 克，地丁 15 克。

用法：共煎汤，先熏后洗，每日 2 次。

作用：补气通窍。

方五

药物组成：苍耳子 10 克，辛夷 10 克，薄荷 10 克。

用法：共煎汤，先熏后洗，每日 2 次。

作用：发散解表，通利鼻窍。

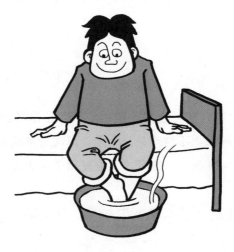

图 4-13

第五章　类风湿性关节炎的手部按摩法

类风湿性关节炎常用手穴

　　说到手，您肯定不会感到陌生，因为几乎我们每天要做的所有事情都离不开手。但是，人的双手和身体的内脏器官紧密相连，而且通过按摩手穴可以治疗很多种疾病，可能很多人就不太了解了。在我们的手上有许许多多内脏器官的反射区。每个反射区都可以反映我们身体的健康状况。当生病的时候，我们可以按摩相应的反射区，以达到治疗疾病的目的。在这些反射区中，用于治疗类风湿性关节炎的有：

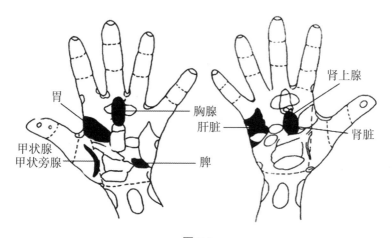

图 5-1

肾上腺：位于双手掌中上部，第二掌骨与第三掌骨中间，肾反射区上方。

甲状腺、甲状旁腺：位于手掌大鱼际底部，呈弧状区带。

胸腺：位于手掌心上部，第三掌骨远端，中指根部下方区域。

肝：位于手掌尺侧，小鱼际中部。

脾：位于手掌尺侧，小鱼际下部，肝反射区下方。

肾：位于双手掌中部，手第二掌骨与第三掌骨中间。

胃：位于手掌中线的左侧。左手靠近大鱼际，右手靠近小鱼际。

类风湿性关节炎常用手部按摩法

手部按摩能够通过按摩对应治疗类风湿性关节炎的反射区域，达到止痛的目的。如何进行手部按摩呢？具体操作是先找到治疗类风湿性关节炎的反射区，然后用手部的按摩刺激手法进行按摩。具体的按摩刺激手法（图5-2）包括：

压按法：大拇指在痛点上向深处按压下去，其余四指在痛点的反面即手背处相应地对顶着。

揉按法：大拇指在手掌面的酸胀痛点处依顺时针方向揉按。

推按法：大拇指沿着酸胀痛点的肌纤维垂直推按。

捆扎法：此法是为了使反射区在手指部位获得更强和更持久有效的刺激。可用橡皮筋等捆扎手指来获得。

夹法：这也是一种为了使反射区获得更强和更持久的刺激方法。可用反射夹或一般的晒衣夹夹住反射区的位置来达到目的。

挤压法：这是一种放松精神紧张，促进全身神经系统兴奋的方法。可把双手十指相互交叉用力握紧，用力挤压手指。

顶压法：双手指指尖相互对顶，也可用反射梳、铅笔或类似的器具顶压反射区域。

应用上述的刺激手法时，可随时进行按摩操作，最好每天都能坚持，每次 15 ~ 20 分钟。

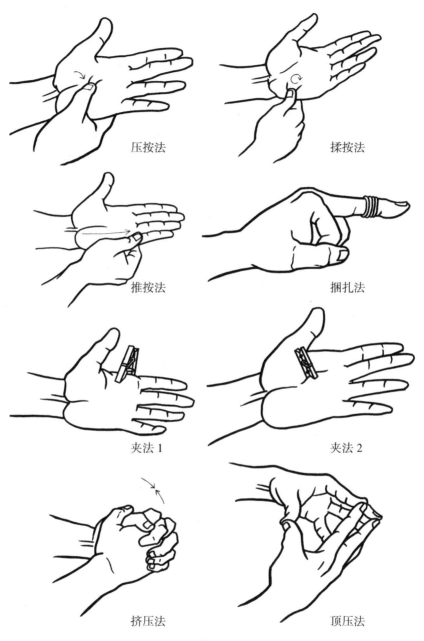

压按法　　　　　　　　　揉按法

推按法　　　　　　　　　捆扎法

夹法 1　　　　　　　　　夹法 2

挤压法　　　　　　　　　顶压法

图 5-2

第六章　类风湿性关节炎的耳穴按摩法

类风湿性关节炎常用耳穴

耳穴是指分布在耳郭上的腧穴，也是人体各部分的生理病理变化在耳郭上的反应点。对耳穴进行按摩刺激，可对相应身体各部起到调理治疗作用。

1. 耳郭的表面解剖名称

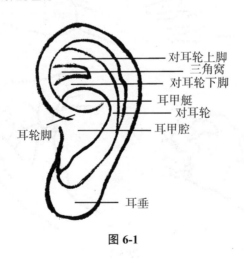

图 6-1

耳轮：耳郭卷曲的游离部分。

耳轮脚：耳轮深入耳甲的部分。

对耳轮：与耳轮相对呈"Y"字形的隆起部，由对耳轮体、对耳轮上脚和对耳轮下脚三部分组成。

对耳轮上脚：对耳轮向上分支的部分。

对耳轮下脚：对耳轮向前分支的部分。

三角窝：对耳轮上脚和下脚之间的三角形凹窝。

耳屏：耳郭前方呈瓣状的隆起。

对耳屏：耳垂上方、与耳屏相对的瓣状隆起。

耳垂：耳郭下部无软骨的部分。

耳甲：部分耳轮和对耳轮、对耳屏及外耳门之间的凹窝。由耳甲艇、耳甲腔两部分组成。

耳甲腔：耳轮脚以下的耳甲部。

耳甲艇：耳轮脚以上的耳甲部。

小知识

耳者，宗脉之所聚也。

——《灵枢》

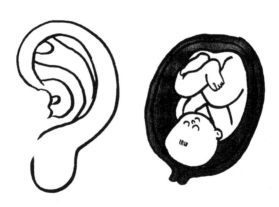

图 6-2

2.耳穴的分布规律 耳穴在耳郭的分布有一定规律，犹如一个倒置在子宫中的胎儿，头部朝下臀部朝上（图 6-2）。其分布的规律是：与面颊相应的穴位在耳垂；与上肢相应的穴位在耳舟；与躯干相应的穴位在耳轮体部；与下肢相应的穴位在对耳轮上、下脚；与腹腔相应的穴位在耳甲艇；与胸腔相应的穴位在耳甲腔；与消化管相应的穴位在耳轮脚周围等。

初次选取耳穴治疗时，医生常有"男左女右"的习惯。患者在应用时可不拘于此，双侧轮流交替使用。

3.类风湿性关节炎常用耳穴

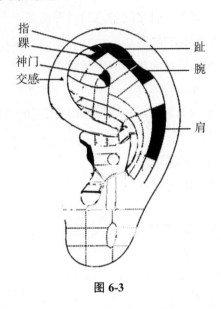

图 6-3

（1）神门：在三角窝的下 1/3 处，对耳轮上下脚交叉之前。

（2）肩：在耳舟自上向下第四、五个 1/6 处。

（3）腕：在耳舟自上向下第二个 1/6 处。

（4）指：在耳舟最上 1/6 处。

（5）趾：在耳尖下方的对耳轮上脚后上部。

（6）踝：在趾跟区（在耳尖下方的对耳轮上脚后上部）下方。

（7）交感：在对耳轮下脚末端与耳轮内缘相交处。

患者在选取穴位时，可先大体进行定位，然后一手捏住耳郭，另一手持火柴头在大致定位区域慢慢按压探寻，按压最敏感的点即是治疗用点。

类风湿性关节炎常用耳穴按摩法

耳穴诊疗疾病方便易行，在临床治疗类风湿性关节炎中效果较好，深受临床医师和广大患者的欢迎。患者在方便的时候都可以自我操作。

1. 耳穴按摩法　常用的方法有自身耳郭按摩法和耳郭穴位按摩法。前者包括全耳按摩、手摩耳轮和提捏耳垂。全耳按摩，是用两手掌心依次按摩耳郭腹背两侧至耳郭充血发热为止；手摩耳轮，是两手握空拳，以拇示两指沿着外耳轮上下来回按摩至耳轮充血发热为止；提捏耳垂，是用两手由轻到重提捏耳垂 3 ~ 5 分钟。以上方法可用于多种疾病的辅助治疗和养生保健。耳郭穴位按摩法是医生用压力棒点压或揉按耳穴，也可将拇指对准耳穴，示指对准与耳穴相对应的耳背侧，拇示两指同时掐按。此法可用于耳穴疗法的各种适应证。

2. 耳穴压豆法　又称压籽法、压丸法，是指选用质硬而光滑的小粒药物种子或药丸等贴压耳穴的一种方法，是在耳针治病的基础上产生的一种简易的方法。该方法不仅能收到和埋针同样的疗效，而且安全、无创、无痛，且能起到持续刺激的作用，在耳朵的各个穴位上按一按，就可以达到减肥效果，对于患者来说更容易接受，目前广泛应用于临床。

选材：压丸所选材料可就地取材，如王不留行籽、油菜子、小米、绿豆、白芥子等。临床现多用王不留行籽，因其表面光滑，大小和硬度适宜。应用前用沸水烫洗 2 分钟，晒干装瓶备用。

操作：先用酒精棉球在局部耳郭消毒，在上述各穴中找出 4 ~ 5 个敏感点，将王不留行籽贴附在 0.6 厘米 ×0.6 厘米大小胶布中央，用镊子夹住贴敷在选用的耳穴上（图 6-4）。每日自行按压 3 ~ 5 次，每次每穴按压 30 ~ 60 秒，3 ~ 7 日更换 1 次，夏天天气炎热，可 1 ~ 2 天更换 1 次。双耳交替。刺激强度依患者情况而定，一般儿童、孕妇、年老体弱、神经衰弱者用轻刺激法，急性疼痛性病证宜用强刺激法。

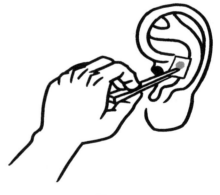

图 6-4

注意事项：使用这种方法时，应防止胶布潮湿或污染；耳郭局部有炎症、冻疮时不宜贴压；对胶布过敏者，可以缩短贴压时间并加压肾上腺、风溪穴；按压时，不要揉搓，以免搓破皮肤，造成感染。

第七章   类风湿性关节炎的拔罐疗法

什么是拔罐疗法

拔罐疗法在中国几乎家喻户晓，它是古代劳动人民智慧的结晶，是传统医药学中传承下来的一种重要的治病方法。拔罐疗法是选用口径不同的玻璃罐、陶瓷罐或竹罐等，通过燃火、蒸煮或抽气的办法使罐内的气压低于大气压，即形成负压，根据病人的不同情况，吸拔在一定部位的皮肤上以治疗疾病的方法。因古人使用兽角作为治疗工具，故称为"角法"，又称"吸筒疗法"，民间俗称"拔火罐"。

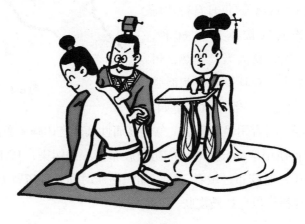

图 7-1

1.拔罐的治疗原理　根据中医学理论，在人体一定部位拔罐可疏通经络，活血散瘀，吸毒排脓，并能通过经络的内外连通作用，起到调节全身机能、平衡阴阳、扶正祛邪的作用。现代研究证实，拔罐通过机械和温热刺激，除了可以改善皮肤的血液循环和营养，有利于汗腺和皮脂腺的分泌等局部作用外，还有全身调节功能，能兴奋中枢神经系统，增强人体免疫功能，改善血液循环。对于关节炎患者来说，拔罐能疏通全身经络，通畅气血，缓解疼痛。

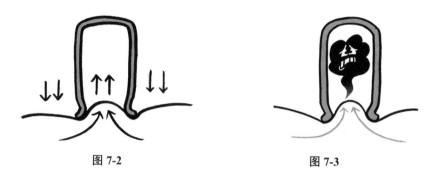

图 7-2 　　　　　　　　　　　　图 7-3

2.常用罐子种类

（1）玻璃罐：采用耐热质硬的透明玻璃制成，形状如笆斗，肚大口小，口边微厚而略向外翻，大小型号不等。优点是清晰透明，使用时可以窥见罐内皮肤的瘀血、出血等情况，便于掌握拔罐治疗的程度，特别适用于刺络拔罐法。缺点是闪火时导热快，且容易破碎。

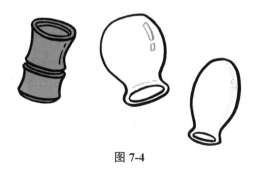

图 7-4

（2）抽气罐：分为连体式与分体式两类。连体式是将罐与抽气器连接为一体，其上半部为圆柱形的抽气筒，下半部是呈腰鼓形的罐体，采用双逆止阀产生负压，吸附力可随意调节；分体式的是罐与抽气器分开，使用时再连接，有橡皮排气球抽气罐、电动抽气罐等。抽气罐的优点是可以避免烫伤，操作方法容易掌握。不足之处是没有火罐的温热刺激。

（3）多功能罐：多功能罐，是指其功能较多的拔罐法，是现代科技发展的产物。如将罐法与药液外敷相结合，或罐法与电磁相结合等制作而成的罐，增强了单纯拔罐的疗效，拓宽了罐法的适应证，且操作十分简便。但这种多功能罐往往存在吸拔力不强的问题。

广泛而言，只要能够吸牢皮肤，而又不损伤皮肤的类似东西，都可以用来做吸拔的罐子。民间多就地取材，如用小瓷杯、玻璃小茶杯，还有各种不同规格陶瓷或玻璃做的罐头瓶子，也有的用家庭日常量米用的"竹筒"等等。医疗机构中多用特制的玻璃罐。

3.常用的吸拔方法

（1）火罐法（图7-5）：即闪火法，最常用，是利用燃烧时消耗罐中部分氧气，并借火焰的热力使罐内的气体膨胀而排除罐内部分空气，使罐内气压低于外面大气压（即负压），借以将罐吸着于施术部位的皮肤上。其吸拔力的大小与罐具的大小和深度、罐内燃火的温度和方式、扣罐的时机与速度及空气在扣罐时再进入罐内的多少等因素有关。如罐具深而且大，在火力旺时扣罐，罐内热度高、扣灌动作快，下扣时空气再进入罐内少，则罐的吸拔力大；反之则小，可根据临床治疗需要灵活掌握。

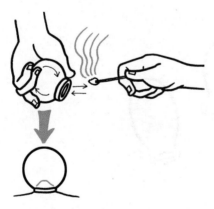

图7-5

火罐法最常用的吸拔方法是闪火法，方法如下：

用镊子或止血钳等夹住乙醇棉球，或用纸卷成筒条状，点燃后在火罐内壁中段绕1～2圈，或稍作短暂停留后，迅速退出并及时将罐扣在施术部位上，即可吸住。此法比较安全，不受体位限制，是较常用的拔罐方法，须注意操作时不要烧罐口，以免灼伤皮肤。

（2）水罐法（图7-6）：一般选用竹罐在锅内加水煮沸，使用时用卵圆钳倒夹竹罐的底端，甩去罐内沸水，并用湿毛巾紧扣罐口，乘热扣在施术部位上，即能吸住。此法适用于任何部位拔罐，其吸拔力小，操作需快捷。

（3）抽气法：先将备好的抽气罐紧扣在需拔罐的部位上，用抽气筒将罐内的空气抽出，使之产生所需负压，即能吸住，此法适用于任何部位拔罐。

4.走罐法　又名推罐法、飞罐法，一般用于面积较大，肌肉丰厚的部位，如腰背部、大腿等处。须选口径较大的罐，罐口要求平滑较厚实，最好选用玻璃罐，先在罐口涂一些润滑油脂

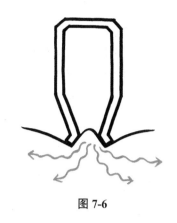

图 7-6

或在走罐所经皮肤上涂以润滑油脂，将罐吸拔好后，以手握住罐底，稍倾斜，即推动方向的后边着力，前边提起，慢慢向前推动，这样吸拔在皮肤表面上进行上下或左右或循经的来回推拉移动，至皮肤潮红为度。

小知识

怎样避免火罐烫伤

1. 在拔罐地方，事先涂些水（冬季涂温水），使局部降温，保护皮肤，不致烫伤；

2. 酒精棉球火焰，一定要朝向罐底，不可烧着罐口，罐口也不要沾上酒精；

3. 缩短留罐时间，过长容易吸起水疱，一般 3 ～ 5 分钟即可，最多不要超过 10 分钟。

5.起罐法　起罐亦称脱罐。用一手拿住火罐，另一手将火罐口边缘的皮肤轻轻按下，或将火罐特制的进气阀拉起，待空气缓缓进入罐内后，罐即落下（图 7-7）。切不可硬拔，以免损伤皮肤。若起罐太快，易造成空气快速进入罐内，则负压骤减，易使患者产生疼痛。

6.拔罐的注意事项

（1）拔罐时因要暴露体表皮肤，故须注意保暖，防止受凉。

（2）初次拔罐及体弱、易紧张、年老等易发生意外反应的患者，宜选小罐具，且拔的罐数要少，宜用卧位。随时注意观察患者的面色、表

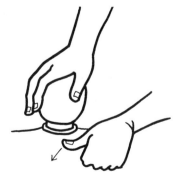

图 7-7

情，以便及时发现和处理意外情况。若患者有晕罐征兆，如头晕、恶心、面色苍白、四肢厥冷、呼吸急促、脉细数等症状时，应及时取下罐具，使患者平卧，取头低脚高体位。轻者喝些开水，静卧片刻即可恢复。重者可针刺百会、人中等穴位以醒脑开窍。

（3）拔罐以肌肉丰满、皮下组织丰富及毛发较少的部位为宜。皮薄肉浅、五官七窍等不宜拔罐。前一次拔罐部位的罐斑未消退之前，不宜再在原处拔罐。

（4）拔罐动作要稳、准、快，可根据病情轻重及病人体质的不同情况灵活掌握吸拔力的大小。一般来说，罐内温度高时扣罐、扣罐速度快、罐具深而大，吸拔力则大；反之则小。若吸拔力不足则要重新拔，吸拔力过大可按照起罐法稍微放进一些空气。

（5）拔罐部位肌肉厚，如臀部、大腿部，拔罐时间可略长；拔罐部位肌肉稍薄，如头部、胸部，拔罐时间宜短。气候寒冷，拔罐时间可适当延长；天热时则相应缩短。

（6）拔罐时，患者不要移动体位，以免罐具脱落，拔罐数目多时，罐具间的距离不宜太近，以免罐具牵拉皮肤产生疼痛或因罐具间互相挤压而脱落。

（7）拔罐后若出现小水疱，可不作处理，注意防止擦破，任其自然吸收；也可涂少许龙胆紫，或用酒精消毒后，敷盖消毒干敷料。

（8）有出血倾向者，或患出血性疾病者，禁忌拔罐；身体状态不佳，如过度疲劳、过饥、过饱、过渴等，不宜拔罐。

类风湿性关节炎常用拔罐法

对于类风湿性关节炎患者来说，拔罐也是一种行之有效的自然疗法。可以通过一下具体的穴位拔取，来治疗类风湿性关节炎患者。

一、辨证拔罐治疗法

1.风邪痹阻证

穴位：全身取穴：膈俞、血海。

局部取穴（图 7-8、图 7-9）

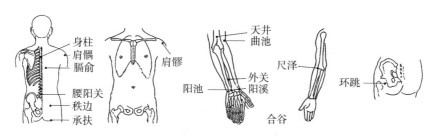

图 7-8

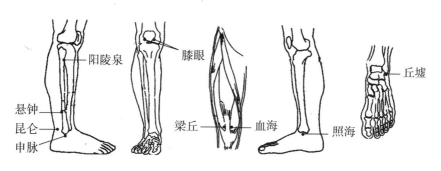

图 7-9

肩部：肩髃、肩髎。

肘臂：曲池、合谷、天井、外关、尺泽、阳池、外关、阳溪、腕骨。

背部：身柱、腰阳关。

髋部：环跳、居髎、悬钟。

股部：秩边、承扶、阳陵泉。

膝部：膝眼、梁丘、阳陵泉。

踝部：申脉、照海、昆仑、丘墟。

操作：用闪罐法、走罐法。先取大小适宜之火罐于主穴处拔 4 ～ 6 罐，然后依据患病部位的不同而选用穴位，每部位拔 4 ～ 8 罐不等。留罐时间为

15 ~ 20 分钟。每日或隔日 1 次，2 周为一疗程，疗程间休息 5 ~ 6 天。

小知识

类风湿性关节炎可否根治？

类风湿性关节炎目前为止仍无完全根治的方法。但近年来其治疗及预后都有了不断的提高和改善，只要能够早期诊断，抓紧时机给予积极正确的治疗，就可使病情好转、稳定或缓解，甚至有些患者经过治疗后，虽然仍可检查出异常，但患者自身可完全不感到疼痛。

---

2. 湿邪痹阻证

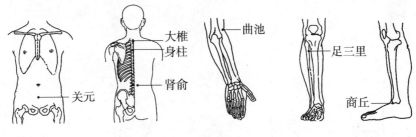

图 7-10

穴位：足三里、商丘；局部取穴同热邪痹阻关节受累者。每次取 6 ~ 10 个穴位。

操作：药罐法。用直径 4 ~ 10 厘米的竹管，经药汁（透骨草、防风、川乌、草乌、荆芥、独活、羌活、寄生、艾叶、红花、牛膝、桂枝、川椒各 100 克，煮沸 10 ~ 15 分钟后取汁）煮沸 3 分钟后，在所选择的治疗部位拔罐。病情较重者，可用密排法。留罐 15 ~ 20 分钟，每日或隔日 1 次。

3. 寒邪痹阻证

穴位：肾俞、关元；局部取穴同热邪痹阻关节受累者。每次取 6 ~ 10 个穴位。

操作：火罐法、刺络罐法，留罐时间可稍长。火罐法：先取大小适宜之火罐于主穴处拔 4 ~ 6 罐，然后依据患病部位的不同而选用穴位，每部位拔 4 ~ 8 罐不等。留罐时间为 20 ~ 30 分钟。刺络罐法：取病变关节附近穴位，常规消毒后，用皮肤针叩刺，然后进行拔罐，使拔后皮肉发生红晕或出少量血液。留罐 10 ~ 15 分钟。2 ~ 4 天施术 1 次，5 次为一疗程。

4. 风湿热郁证

穴位：大椎、曲池；局部取穴同热邪痹阻关节受累者。每次取 6 ~ 10 个穴位。

操作：刺络罐法。取病变关节附近穴位，常规消毒后，用皮肤针叩刺，然后进行拔罐，使拔后皮肉发生红晕或出少量血液。留罐 10 ~ 15 分钟。2 ~ 4 天施术 1 次，5 次为一疗程。

5. 寒热错杂证

穴位：关元、肾俞、大椎、曲池；局部取穴同热邪痹阻关节受累者。每次取 6 ~ 10 个穴位。

操作：火罐法。先取大小适宜之火罐于主穴处拔 4 ~ 6 罐，然后依据患病部位的不同而选用穴位，每部位拔 4 ~ 8 罐不等。留罐时间为 15 ~ 20 分钟。每日或隔日 1 次，2 周为一疗程，疗程间休息 5 ~ 6 天。

6. 热毒痹阻证

穴位：大椎、身柱、曲池；局部取穴同热邪痹阻关节受累者，每次取 6 ~ 10 个穴位。

操作：刺络罐法。取病变关节附近穴位，常规消毒后，用皮肤针叩刺，然后进行拔罐，使拔后皮肉发生红晕或出少量血液。留罐 10 ~ 15 分钟。2 ~ 4 天施术 1 次，5 次为一疗程。

7. 痰瘀痹阻证

穴位：膈俞、脾俞、血海；局部取穴同热邪痹阻关节受累者。每次取 6 ~ 10 个穴位。

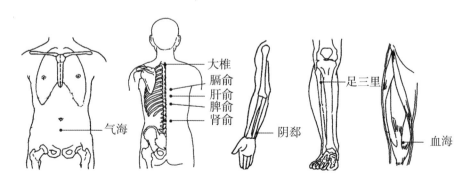

图 7-11

操作：火罐法。先取大小适宜之火罐于主穴处拔 4 ～ 6 罐，然后依据患病部位的不同而选用穴位，每部位拔 4 ～ 8 罐不等。留罐时间为 15 ～ 20 分钟。每日或隔日 1 次，2 周为一疗程，疗程间休息 5 ～ 6 天。

8. 肝肾阳虚证

穴位：肝俞、肾俞、足三里；局部取穴同热邪痹阻关节受累者。每次取 6 ～ 10 个穴位。

操作：火罐法。先取大小适宜之火罐于主穴处拔 4 ～ 6 罐，然后依据患病部位的不同而选用穴位，每部位拔 4 ～ 8 罐不等。留罐时间为 8 ～ 10 分钟。每日或隔日 1 次，2 周为一疗程，疗程间休息 5 ～ 6 天。

9. 肝肾阴虚证

穴位：肝俞、肾俞、足三里、阴郄、大椎；局部取穴同热邪痹阻关节受累者。每次取 6 ～ 10 个穴位。

操作：火罐法。先取大小适宜之火罐于主穴处拔 4 ～ 6 罐，然后依据患病部位的不同而选用穴位，每部位拔 4 ～ 8 罐不等。留罐时间为 10 ～ 15 分钟。每日或隔日 1 次，2 周为一疗程，疗程间休息 5 ～ 6 天。

10. 气血亏虚证

穴位：气海、血海；局部取穴同热邪痹阻关节受累者。每次取 6 ～ 10 个穴位。

操作：火罐法。先取大小适宜之火罐于主穴处拔 4 ～ 6 罐，然后依据患病部位的不同而选用穴位，每部位拔 4 ～ 8 罐不等。留罐时间为 15 ～ 20 分钟。每日或隔日 1 次，2 周为一疗程，疗程间休息 5 ～ 6 天。

二、保健拔罐法

1. 膀胱经走罐法

取穴：背部膀胱经。

操作：患者俯卧，裸露背部。先在背部涂适量按摩乳，取大口径玻璃罐用闪火法将罐吸拔在一侧肩胛处，以手握住罐底，稍向上倾斜，即推动方向的后边着力，前边提起，慢慢向前推动，方向可循足太阳膀胱经由上而下，至腰部后推移到对侧，再循经由下而上，如此吸拔在皮肤表面来回推拉移动，至皮肤潮红为度。隔日 1 次。

意义：膀胱经被古代医家喻为人身之"藩篱"，即身体的篱笆墙，足见其预防功用。在背部沿膀胱经走罐可很好地刺激经络，活血行气，强身健体。

2. 足三里拔罐法

取穴：足三里。

操作：坐位，取小口径的玻璃罐用闪火法吸拔在足三里穴上，留罐 10 分钟，每日 1 次，双侧穴位交替拔罐。

意义：足三里是人身强壮要穴，经常给予刺激，可提高机体免疫力。

第八章　类风湿性关节炎的刮痧疗法

什么是刮痧疗法

刮痧疗法是我国传统医学的宝贵遗产之一。它是集针灸、按摩、拔罐、点穴之优势，通过运用特殊工具刺激人体相关经络腧穴，而达到活血化瘀、疏经通络、行气止痛、清热解毒、健脾和胃、强身健体之目的的一种治疗方法。数千年来的实践证明：该法具有简便安全、方法独特、适应性广、疗效确切等特点，深受广大群众喜爱。电影《刮痧》的上映更是在中西文化的冲突中，在国外掀起了一股"中医热"。到今天，刮痧疗法作为自然疗法的一种，越来越受到世界各国人民的欢迎。人们也试图用各种手段研究它以使之更好地服务于人类的健康事业。

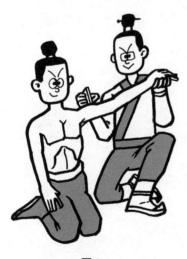

图 8-1

1. "痧"与疾病　"痧"者，"疹"也。用各种工具在人体的颈、背、胸等部位进行刮拭，刮出的红点即为"痧"。红点如粟，稍高出皮肤，可散在成片的呈现出来。"痧"是如何产生的呢？由于日晒、暑气、燥热、劳累、饮食不洁等原因，导致痧病，产生"痧"。痧病常流行于夏秋季节，临床主要有头昏脑涨、胸闷烦满、全身酸痛、倦怠乏力、四肢麻木甚至厥冷等症状表现。刮痧疗法就是从刮治痧病中脱胎出来的治疗方法。根据不同的痧色，还可判断疾病的位置、性质、轻重及疾病预后。若痧色呈粉红或红色，则表明疾病在表，是轻症；若痧色呈暗紫色或紫红色，表明疾病在半表半里，是中症；若刮拭后出现紫黑大疱，则说明疾病在里，为重症。

小知识

刮痧会损害皮肤吗

　　"出痧"的皮肤红红的，看上去有点儿可怕。其实，红斑颜色的深浅通常是病证轻重的反映。一般情况下，"瘀血"会在3～5天内逐渐消退，迟一些也不会超过1周就会恢复正常，不仅不会损害皮肤，而且由于这种方法活血化瘀，加强了局部的血液循环，会使皮肤变得比原来还要健康、美丽。

　　2.刮痧疗法的治疗原理　刮痧疗法的理论核心是中医的经络学说。现代医学理论将刮痧疗法视为一种特殊的物理学疗法。通过对特定部位皮肤的刮拭，使人体末梢神经或感受器产生效应，增强机体的免疫机能，对循环、呼吸中枢具有镇静作用，促进神经体液调节，促进全身新陈代谢。因此，刮痧法对类风湿性关节炎患者可起到全身良性调节作用，促进机体康复。

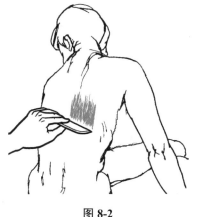

图 8-2

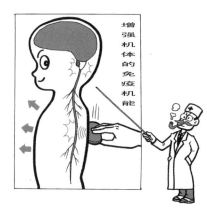

图 8-3

3.常用的刮痧器具及药用介质

（1）刮痧的器具：刮痧器具种类较多，材质各异。广泛地说，凡是边缘圆钝、质地较硬但不会对皮肤造成意外损伤的物品都可用来刮痧。如家庭中的汤匙、瓷碗边、梳子背儿等都是可选用的工具。目前市面上也有各种各样的刮痧板出售，多系选用具有清热解毒作用且不导电、不传热的水牛角制成，在几何形状上，做成不同的边、角、弯及不同厚薄，可更方便地适用于人体各部位。

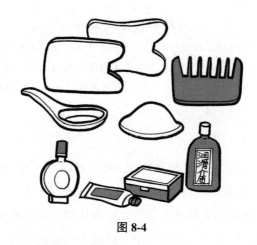

图 8-4

（2）刮痧的介质：刮痧通常要用一定的润滑介质，可使用普通介质，如水、麻油、食用油等，也可根据疾病寒热辨证采用相应的药用介质，如葱姜汁或肉桂、丁香、川乌、草乌制成的油剂具有温里散寒之功效，红花油可活血祛瘀，提炼浓缩配制的威灵仙油具有祛风除湿的功效等。

4.刮痧的注意事项

（1）刮痧应避开皮肤黑痣、肿块、手术瘢痕等部位。

（2）体部有孔处，如肚脐、眼、鼻、口、乳头、生殖器等处不宜刮痧。

（3）刮痧力度适中，不宜过轻或过重，同时结合患者耐受力而定。

（4）刮痧后介质不宜立即擦干净。

（5）刮痧后休息30分钟，方可活动。

（6）刮痧后3～4小时才能洗澡，禁洗冷水澡。

（7）刮痧部位可左右交替，若刮拭同一部位，应间隔3～5天，待肤色由紫红或暗红逐渐变浅淡后方可再次进行刮痧。

（8）刮痧晕昏的处理方法：平卧，松开衣领、腰带，刮拭人中穴，待清醒后喝温糖水，休息半小时即可。

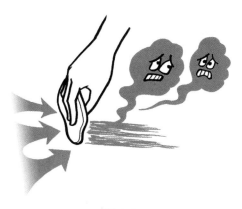

图 8-5

5.刮痧疗法的禁忌证

（1）有出血倾向性疾病，如紫癜、白血病、严重贫血等禁刮。

（2）严重内科疾病，如有严重心、脑、肺疾病等禁刮。

（3）严重的传染性疾病，如重症肝炎，活动性肺结核等禁刮。

（4）各种晚期肿瘤禁刮。

（5）妇女妊娠期、月经期在其腰骶部和腹部禁刮。

（6）皮肤疾病如湿疹、癣、疱疹、疥疮等，禁在患处刮痧。

（7）骨折患处禁刮。

（8）幼儿的头部、颈部、脊柱部等禁刮。

（9）年老，久病体虚，或过饥过饱，酒醉、过劳之后均不宜刮痧。

类风湿性关节炎常用刮痧法

一、刮痧补泻手法

"虚者补之，实者泻之"，这是中医治疗的基本法则之一。从表面上看，刮痧疗法虽无直接补泻物质进入机体，但可依靠手法在体表一定部位进行一定的刺激，从而起到促进机体机能或抑制机体机能亢进的作用，这些作用的本质就是属于补与泻的范畴。在关节炎的刮痧治疗中，也要遵循一定的补泻规律。对于实热证，可使用一定的泻法，主要手法为刮痧按压力大，速度快，刺激时间较短。对于虚证，则要采取一定的补法，主要手法为刮痧按压力小，速度慢，刺激时间长。一般来说，刮痧要刮至局部皮肤潮红甚至出痧点为度，也要视患者耐受度灵活掌握。

二、病变肢体刮痧法

1. 病变部位在上肢关节（图 8-6）

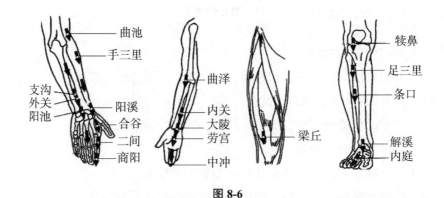

图 8-6

（1）刮手阳明大肠经：由曲池穴处沿前臂后外侧，经手三里、阳溪、合谷、二间等穴，刮至示指端的商阳穴处。

（2）刮手少阳三焦经：由天井穴处沿前臂后侧正中向下经支沟、外关、阳池等穴，刮至指端。

（3）刮手厥阴心包经：由曲泽穴处沿前臂前侧正中经内关、大陵、劳宫等穴，刮至中指端的中冲穴处。

（4）沿病变关节呈离心方向刮。

2. 病变部位在下肢关节（图 8-7）

（1）刮足阳明胃经：由梁丘穴处沿下肢外侧向下经犊鼻、足三里、条口、解溪等穴，顺着脚背面刮至内庭穴。

（2）刮足太阳膀胱经：由委中穴处沿下肢的后侧正中向下经承山、昆仑等穴，刮至小趾端。

（3）刮足三阴经：由阴陵泉、曲泉穴处沿小腿内侧经地机、三阴交、太溪等穴刮至隐白穴处。

（4）沿病变关节呈离心方向刮。

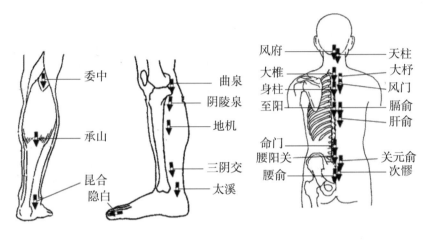

图 8-7

3.病变部位在脊柱

（1）刮督脉：由风府穴处沿脊柱正中向下经大椎、身柱、至阳、命门、腰阳关等穴，刮至腰俞穴处。

（2）刮足太阳膀胱经：由天柱穴处沿脊柱两侧向下经大杼、风门、膈俞、肝俞、肝俞、关元俞等穴刮至次髎穴处。

注意事项：

（1）本病病程长，且易反复发作，刮痧治疗时应按疗程坚持治疗。刮痧治疗同时可配合药物治疗。

（2）刮痧治疗期间，患者应忌动冷水、淋雨，注意保暖。

（3）若患者在发热、关节肿痛的急性期应注意卧床休息。

三、全身辨证取穴

在进行病变肢体刮痧的基础上，也要根据患者病情进行全身辨证的取穴，介绍如下：

1.风邪痹阻证

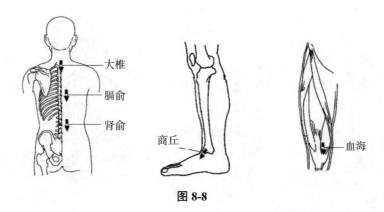

图 8-8

取穴：膈俞、血海。

2.湿邪痹阻证

取穴：足三里、商丘。

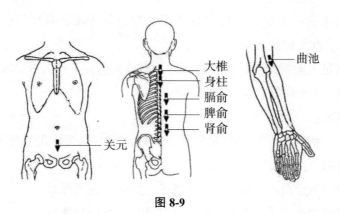

图 8-9

3.寒邪痹阻证

取穴：肾俞、关元。

4.风湿热郁证

取穴：大椎、曲池。

5.寒热错杂证

取穴：关元、肾俞、大椎、曲池。

6.热毒痹阻证

取穴：大椎、身柱、曲池。

7.痰瘀痹阻证

取穴：膈俞、脾俞、血海。

8.肝肾阳虚证

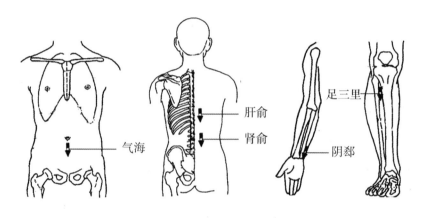

气海　　肝俞　　肾俞　　足三里　　阴郄

图 8-10

取穴：肝俞、肾俞、足三里。

9.肝肾阴虚证

取穴：肝俞、肾俞、足三里、阴郄、大椎。

10.气血亏虚证

取穴：气海、血海。

四、保健刮痧法

类风湿性关节炎患者日常生活中还可采取某些保健刮痧，来改善患者自身的体质，提高机体的抗病能力，扶正祛邪，从而达到未病先防的目的。保

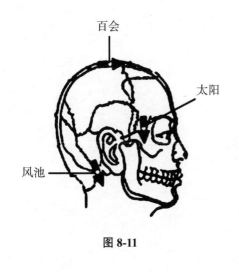

图 8-11

健刮痧要求坚持定期刮拭机体相关的经脉和穴位才能发挥其保健作用，确实达到"防患于未然"的目的。坚持保健刮痧，病不复发。类风湿性关节炎患者不妨一试。

1.每天刮拭全头 1 ~ 2 次。

侧头部：奇穴——双侧太阳、发际处。

头顶部：督脉——百会，向四周放射状刮痧。

前后头部：以百会为界，将头顶部分为前后两部分，先由顶至前额发际处，从左至右依次刮拭，再由顶至后颈发际处，从左至右依次刮拭。

胆经：双侧风池。

头部全息穴位：以厉刮法刮拭头部各全息穴区。

中医认为头为诸阳之会、脑为元神之府，人体的所有阳经都达于头部。因此每天刮拭全头，可以畅达全身的阳经，并能增强人体的抗病能力，降低疾病的发病率。刮拭头部，可以调动全身之阳气，从而使全身之气血运行，促进全身新陈代谢。西医认为，刮拭头部，不仅直接刺激头部神经末梢，松解局部肌肉紧张，改善头部血液的微循环，还可调整、增强各中枢神经系统的功能，达到防病治病的目的。

2.每天刮拭十二经脉肘、膝关节以下的循行部位 1 ~ 2 次。

方法：每日刮拭十二经脉自肘、膝部刮至指（趾）尖部，直至潮红为止。

作用：十二经脉有重要作用的五输穴、原穴、络穴均在上肢肘部以下，下肢膝部以下的经脉上。经常刮拭这些经脉腧穴可疏通经络、畅达气血，不仅对四肢关节病变有良好的治疗和预防作用，还对五脏六腑有直接的调控作用，对脏腑的各种慢性疾病都能起到相应的治疗作用。

第九章　类风湿性关节炎的汤药治疗

什么是中医汤药

　　汤药是中草药最普遍的应用剂型。俗语说："草根树皮治大病。"中药治疗疾病有其独特的优势和功效，近年来逐渐成为自然疗法的一种。中药主要取材于天然药材资源，种类繁多，包括植物、动物和矿物。仅典籍所载的就有3000种以上。而中药之所以叫做"中药"，是因为这些药物的使用是以中医学理论为指导，有着独特的理论体系和应用形式，充分反映了我国历史文化的特点。若不是按照中医学的理论进行应用，则不能称其为"中药"。

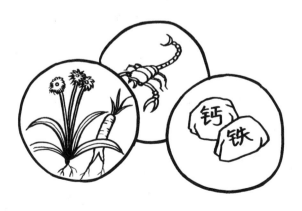

图 9-1

　　我国幅员辽阔，古人经过长期的使用、观察和比较，知道即使是分布较广的药材，由于自然条件的不同，各地所产的质量规格也不一样。于是便有了"道地药材"之说，如四川的黄连、川芎、附子，广东的陈皮，东北的人参、细辛、五味子，云南的茯苓，河南的地黄，山东的阿胶等等，从古到今都是著名的"道地药材"。在现代的技术条件下，某些原来产量不多而需要日益增加的药材的异地引种和动物驯养已经开展，而研究"道地药材"的生态系统和栽培技术等仍是确保药材原有功效的关键。

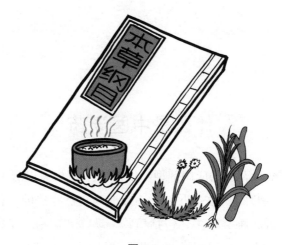

图 9-2

　　1. 中药的性能　每一味中药都有自己独特的性能。主要包括性、味、归经、升降浮沉及有毒无毒等方面。药性包括寒、热、温、凉四性，还有一些寒热之性不甚显著的药物为平性药。药性多反应了药物的主治范围，如寒性药可治疗热性疾病，热性药可治疗寒性疾病等。药味主要有辛、甘、酸、苦、咸五种，辛味有发散、行气、行血作用，甘味有补益、和中、缓急等作用，酸味有收敛、固涩作用，苦味有泄和燥的作用，咸味有软坚散结、泻下作用。另外，还有淡味药，多有渗湿、利尿作用。味的概念，不仅表示味觉感知的真实滋味，同时也反映了药物的实际功效。升降浮沉反映的是药物作用于人体后的趋势和走向。归经是药物对某一经（经络及其属络脏腑）或某几经发生明显的作用，而对其他经则作用较小或没有作用。也就是药物对于机体某部分的选择性作用。某味药归哪经不是古人凭空想象出来的，而是内证试验的结果，是古人智慧的结晶。中药的"毒"历代本草书籍中有广义、狭义之分，广义的"毒"是指药物的偏性，凡药皆有"毒"，狭义的"毒"则是指药物的毒性、毒副作用。认识好药物有毒、无毒，对于指导临床的具体用药有至关重要的作用。在很多人眼里，中药是没有副作用的，实际不然。中药也是药，俗话说："是药三分毒。"正确运用中药是避免或减缓副作用的关键。临床使用中药必须在中医基础理论的指导下明确辨证，对证用药。

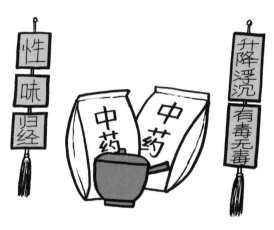

图 9-3

2. 中药的应用 掌握了药物的性能，还必须明确药物的配伍禁忌、用药禁忌、用药剂量和服法等，方能正确用药。前人将使用单味药称作"单行"，而多味药共同使用则要讲究"配伍"。中药的配伍关系有相须、相使、相畏、相杀、相恶、相反等六种。相须是性能功效相类似的药物配合应用，可以增强其原有疗效；相使是性能功效相似的药物配合应用时，以一种药物为主、另一种为辅，从而提高主药的疗效；相畏是一种药物的毒性反应或副作用，能被另一药物减轻或消除；相杀则反之，是一种药物能减轻或消除另一种药物的

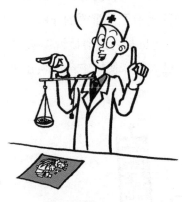

应用方法要注意！

图 9-4

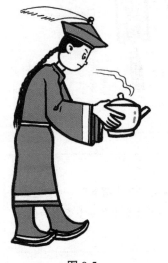

图 9-5

毒性或副作用；相恶是两种药物共同使用时，相互作用可使药物原有功效降低，甚至丧失药效；相反是两种药物合用时，能产生毒性反应或副作用。因为药物相反会产生不良后果，故历代对此都比较重视。妊娠时期服用中药也有禁忌，一般来说，毒性较强或药性猛烈的药物禁用，行气活血以及辛热的药物慎用。服用中药也有饮食禁忌，即俗说的"忌口"。另外，由于疾病的关系，在服药期间，凡属生冷、黏腻、腥臭等不易消化及有特殊刺激性的食物，都应根据需要予以避免。高热患者还要忌油腻。

3. 汤药的煎制　首先，将药物放入陶瓷锅或砂锅内（不宜选用铁锅、锡锅等），加冷水漫过药面，视药材的质地浸泡20分钟～2小时。上火煮沸后，改用微火再煎煮5～10分钟，将药液倒出，再添加适量冷水上火煎煮，煮沸后将药液倒出，两次药液合并后服用。一般来说，解表清热或芳香类的药物不宜久煎，防止有效成分挥发；滋补类的药物可延长煎煮时间，以使有效成分充分析出。有些药物要先煎，有些药物要在即将煮沸时才放入，有些药物要单煎，有些药物可不用煎，而是用煎好的药液来冲服，等等不同。这些都要根据医嘱来操作。

4. 汤药的服法　就服药时间来说，一般在饭前约1小时服用；对胃肠有刺激的药物宜饭后服；滋补类药宜空腹服；安神药宜睡前服。另外根据病情，有的一天可几次服用，有的可代茶饮，不拘时候服。就服用方法来说，多是1天1剂药，分2次服。宜温服，不可凉服，放入冰箱冷藏的药液再次服用时要加热。隔夜的药液最好不要服用。

类风湿性关节炎常用中药

中药资源是一个非常丰富的资源，作为中医学治疗疾病的主要手段，起着非常重要的作用。下面给大家介绍一下常用的治疗类风湿性关节炎患者的中药。希望广大患者对药物有所了解，能够在服用时有所选择。

1.地龙 地龙就是我们常说的蚯蚓。我们在中医临床上一般用一种叫"广地龙"和"沪地龙"的。地龙味咸，性寒，归肝、脾、膀胱经。具有清热定惊、通络、平喘、利尿的作用。可以用于关节红肿热痛，痛处拒按，得冷则舒，遇热加剧等症状。对于类风湿性关节炎的关节红肿有很好的作用。

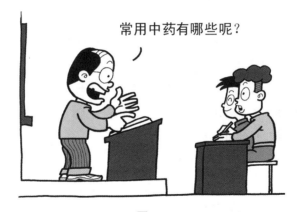

常用中药有哪些呢？

图 9-6

小知识

李时珍的《本草纲目》称："（地龙）其性寒而下行，性寒固能解诸热疾，下行固能利小便，治足疾而通经络也。"

药理研究表明：首先，地龙具有解热的功效。临床研究证明，地龙对于各种原因引起的发热，都有明显的退热的作用，尤其对感染性发热的疗效较好，优于阿司匹林。但是它的起效要比阿司匹林要慢，半个小时到 3 个小时才开始显效，2 小时到 5 小时降到正常。它的解热作用主要是通过体温调节中枢，使散热增加。它的退热的有效成分主要是解热碱、琥珀酸和某些氨基酸。

其次，它有镇静、抗惊厥的作用，主要认为它的抗惊厥的作用部位在脊髓以上的中枢。地龙的抗惊厥作用可能是与它含有有中枢抑制作用的琥珀酸有关。再次，地龙的多种制剂具有降血压的作用；地龙的抗凝、抗血栓作用也很强，临床研究证明地龙提取液可以使血液黏度和血小板聚集性降低。地龙的抗血栓作用是通过抗凝、抑制血小板聚集，促进纤维蛋白溶解等因素而实现的。在祖国医学中，地龙用于治疗类风湿性关节炎是有根据的，它能够改善症状，针对病因直达病灶。

2.人参　作为东北三宝之一，大家肯定都知道人参的大名，人参可以说是中药中补气之首选。人参味甘、微苦，性温，可入肺、脾二经，具有大补元气、复脉固脱、补脾益肺、生津、安神之功能。用于体虚欲脱、肢冷脉微、脾虚食少、肺虚喘咳、津伤口渴、内热消渴、久病虚羸、惊悸失眠、阳痿宫冷、心力衰竭、心源性休克。

在类风湿性关节炎的治疗中主要是利用其补脾肺两气的作用，来提高机体的免疫力，改善患者的体质。人参为比较名贵的补气药，历代医家均言其有大补之功，《本经》言其"主补五脏，明目益智，久服轻身延年"。《药性论》言其"主五脏不足，五劳七伤，虚损瘦弱"，凡肺脾亏虚、气血虚弱、津液耗损之症，均可收到良好的补益效果。

药理研究表明：人参可提高机体免疫力，增强抗病力及抵抗力，调节人体胆固醇代谢，抑制高胆固醇血症的发生。此外，还可加强心肌收缩力，兴奋人的神经系统，刺激造血机能等，为秋冬进补之佳品。

3.独活　独活是伞形科植物重齿毛当归的干燥根。味辛、苦，性微温。归肾、肝经。具有祛风胜湿、散寒止痛的作用。用于风湿痹痛。独活辛散苦燥，善祛风湿，止痛，凡风寒湿邪痹着于肌肉关节者，不论新久，均可应用。尤其下部的痹证为适宜。故腰腿疼痛，两足痿痹不能行走，属于寒湿所致者，本品作为要药。临床应用，除了与其他祛风湿药同用外，还配伍地黄、杜仲、桑寄生等补肝肾药，以标本同治，如独活寄生汤。另外独活还可以用于治疗风寒表证，兼有湿邪者。独活能发散风寒湿邪而解表。《本草汇言》说："独活，善行血分，祛风行湿，散寒之药也。凡病风之证，如头项不能俯仰，腰膝不能屈伸，或痹痛难行，麻木不用，皆风与寒之所致，暑与湿之所伤也；必用独活之苦平而温，活动气血，祛散寒邪。"

现代药理研究证明：独活有镇痛、抗关节炎、镇静作用，独活煎剂有显著的镇痛、镇静作用，能明显延长热板法刺激小鼠产生痛反应的时间，还可以使小鼠呈现镇静催眠的状态。独活乙醇浸膏给小鼠腹腔注射后，5分钟后就会表现安静，维持催眠作用达到5小时以上；对于心血管系统来说，它还具有降压、抑制心脏、抗心律失常、扩张血管的作用；它还能抑制血小板聚集、抗血栓形成，对于体外血栓的形成，可以明显推迟血小板开始聚集的时间，特异性血栓形成时，可使血栓的长度缩短，重量减轻；对于小鼠尾出血时间有明显的延长作用。并且还可以直接扩张血管，降低血压等等。所以独活对于类风湿性关节炎引起的关节肿胀疼痛有很好的作用，可以比较有效的改善症状。

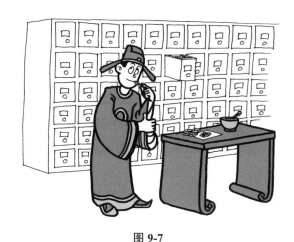

图 9-7

4.鸡血藤　鸡血藤是豆科攀缘灌木密花豆的藤茎。味苦、微甘，性温。归肝经。具有行血补血、舒筋活络的作用。本品气味平和，既能守又能走。能够化阴生血，温通经脉，活血化瘀，推陈出新。是补肝血，通经络，治疗痹病的良品。用于风湿痹痛、肢体麻木拘挛等证，对兼有血虚的患者更加有效。《本草纲目拾遗》中说它能够："壮筋骨，已酸痛，和酒服……治老人气血虚弱，手足麻木，瘫痪等症；男子虚损，不能生育及遗精白浊；男妇胃寒痛；妇人月经不调，赤白带下，妇女干血痨及子宫虚冷不受胎。"

药理研究证明：鸡血藤有镇痛、催眠的作用，能够增强体内的能量代谢和合成代谢的反应。所以鸡血藤和独活一样能够改善类风湿性关节炎的临床症状。

5.威灵仙　威灵仙味辛、咸，性温。归膀胱经。具有祛风湿，通经络，止痹痛，治骨鲠的作用。威灵仙性善走，能通经络，祛风湿，止痛作用较强。风湿痹痛，肢体麻木，筋脉拘挛，关节不利者，均可应用。古方单用者，有的制成蜜丸，有的研末用酒送服。复方应用，可随证配伍有关药物。如神应丸，治风湿腰痛，用本药配桂心、当归，也可以和独活、石楠藤等同用。《药品化义》说："灵仙，性猛急，盖走而不守，宣通十二经络，主治风、湿、痰壅滞经络中，致成痛风走注，骨节疼痛，或肿，或麻木。"由于本药走散的力量比较强，所以能够耗散气血，气血虚弱的患者不宜使用。

药理研究证明：本药物含有白头翁素，具有溶解尿酸、利尿和镇痛、解热等作用。

6.桑枝　桑枝为桑科落叶乔木桑树的嫩枝。味苦，性平，归肝经。具有祛风通络的作用。用于风湿痹痛、四肢拘挛。桑枝有祛风通络、利关节作用，可治痹痛，尤宜于上肢痹痛。如《本事方》单用本品治风热臂痛。《景岳全书》桑枝膏，即单用桑枝熬膏服，治疗筋骨酸痛，四肢麻；也可与其他祛风湿药配伍。此外，本药尚能利水，治疗水肿。《本草撮要》说："桑枝，功专去风湿拘挛，得桂枝治肩臂痹痛。"

药理研究证明：桑枝具有镇静、利尿和降低血压的作用。

7.桑寄生　桑寄生是桑寄生科常绿小灌木桑寄生的带叶茎枝。味苦，性平。归肝经、肾经。具有祛风湿、补肝肾、强筋骨、安胎的作用。用于风湿痹痛、腰膝酸痛等。桑寄生能祛风湿，舒筋络，治疗风湿痹痛；而尤其擅长于补肝肾，强筋骨。所以肝肾不足，腰膝酸痛者尤为适宜。常与独活、牛膝、杜仲、当归等同用，如独活寄生汤。《本经》上说："主腰痛，小儿背强，痈肿，安胎，充肌肤，坚发齿，长须眉。"

现代药理研究证明：桑寄生有抑制血小板聚集的功能，有抗血栓的作用。

8.秦艽　秦艽是龙胆科多年生草本植物秦艽的根。味苦、辛，性微寒。归胃、肝、胆经。具有祛风湿、舒筋络、清虚热的作用。可以用于风湿痹痛、周身或关节拘挛，及手足不遂等。秦艽能祛风湿，舒筋络。类风湿性关节炎无论新久、或偏寒偏热，都可以配伍应用。由于本品性微寒，兼能清热，痹证见发热、关节红肿等热象者尤为适宜。一般偏热者，可配防己、知母、忍冬藤等；属寒者，配羌活、独活、桂枝、附子等。对于中风手足不遂者，亦适用本品。《本经》："主寒热邪气，寒湿风痹，肢节痛，下水，利小便。"

现代药理研究证明：秦艽具有很好的抗炎作用。秦艽中所含的有效成分，能够加速肿胀的消退。

9.白花蛇　白花蛇为蝮蛇科动物尖吻蛇除去内脏的干燥全体。味甘、咸，性温。有毒。归肝经。具有祛风、活络、定惊的作用。用于风湿痹痛，筋脉拘挛；口眼歪斜、肢体麻木、中风后半身不遂；麻风、顽癣、皮肤瘙痒等等。

白花蛇有较强的祛风通络作用，前人云其能透骨搜风，对上述较重的风病，每每视为要药。历代用本品制成的膏、酒、丸、散甚多，如白花蛇酒，即以白

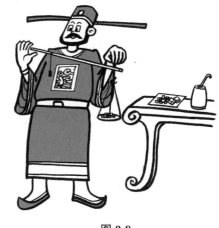

图 9-8

花蛇为主药，配伍羌活、天麻、防风、当归、五加皮等制成酒剂服。再以药渣为丸服，用治上述病证。临床上用白花蛇治疗类风湿性关节炎能够取得很好的疗效。《开宝本草》："主中风湿痹不仁，筋脉拘急，口眼㖞斜，半身不遂，骨节疼痛，大风疥癞及暴风瘙痒，脚弱不能久立。"

药理研究证明：白花蛇有很好的抗炎作用，另外它还有镇痛的作用。

10.雷公藤　雷公藤是卫矛科雷公藤属植物雷公藤的干燥根茎。味苦、辛。有大毒。归肝、脾经。具有祛风除湿、活血通络、消肿止痛、杀虫解毒的功用。用于风湿关节肿痛、拘挛等。常与独活、海风藤、秦艽同用，或单用。常用剂量为 5 ~ 12 克，用时应该去皮久煎。使用时还应该注意有心、肝、肾、脾、胃疾患和青年妇女与老年体质弱的患者应该慎用，孕妇忌用。

药理研究证明：雷公藤具有抗炎、抗过敏的作用，还具有免疫抑制作用，是非特异性抗炎剂，有皮质激素样的治疗作用而没有激素样的副作用。对于非细菌性关节炎的疗效比较明显，止痛作用比较强。雷公藤具有解除血液黏聚性，降低血液黏滞和凝固性的作用，能够纠正纤维性障碍，改善微循环，减低外周阻力。它是一种具有细胞毒的烷化剂，具有抗白血病、抗生育、抗菌、杀虫的作用。

雷公藤治疗类风湿性关节炎的有效量和中毒量很接近，产生的毒副作用

和药物的直接刺激和细胞毒作用密切相关。

11. 海风藤　海风藤是胡椒科植物风藤的干燥藤茎。夏、秋二季采割，除去根、叶，晒干。味辛、苦，性微温。归肝经。具有祛风湿、通经络、止痹痛的作用。用于风寒湿痹，肢节疼痛，筋脉拘挛，屈伸不利。也可以用于治疗跌打损伤等。《本草再新》说："行经络，和血脉，宽中理气，下湿除风。"

现代药理研究：海风藤具有镇痛的作用，还有增加冠状动脉流量，降低冠状血管阻力的作用。

12. 蜈蚣　蜈蚣是蜈蚣科动物少棘巨蜈蚣的虫体。味辛，性温。有毒。归肝经。具有息风止痉、通络止痛、解毒散结的作用。用于风寒湿痹，症见关节疼痛，游走不定，或者疼痛剧烈的患者，常和防风、独活、威灵仙等同用。《医学衷中参西录》说："蜈蚣，走窜之力最速，内而脏腑，外而经络，凡是气血凝聚之处皆能开之。"本品温燥有毒，能伤正堕胎，虚证和孕妇忌用。

现代药理研究：本品含有两种类似蜂毒的有毒成分，有镇静、止痛作用；对于结核杆菌及皮肤真菌有不同程度的抑制作用。

类风湿性关节炎常用偏方验方

在民间还有许多有效的单方、验方，多是人民群众长期与疾病相斗争所积累的宝贵经验。下面给读者介绍一些治疗类风湿性关节炎较为有效的偏方验方。

偏方验方也能治大病呢！

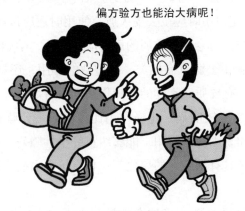

图 9-9

1. 风邪痹阻证

验方一

组成：鸡血藤 18 ~ 24 克，生地 18 ~ 30 克，防风 9 克，乳香 9 克，益母草 12 ~ 18 克，白芍 15 ~ 18 克，秦艽 9 克，没药 9 克，威灵仙 12 克，独活 9 克，防己 12 克。

加减：肿胀明显的，减少生地用量，酌加化痰之品，如胆南星、白芥子等。

服药后胃有不适感或恶心者，去没药。

用法：水煎服，每日 1 剂。连服 5 ~ 10 剂，大部分病人关节疼痛症状可缓解。血沉高者，类风湿因子检查阳性者，继续服用，也能正常。月经期及妊娠期慎用。

验方二：川乌头散

组成：川乌头 15 克，甘草 15 克，细辛 3 克，川椒 15 克，干姜 30 克，赤茯苓 30 克，防风 30 克，当归 30 克，秦艽 30 克，附子 15 克，桂心 30 克，赤芍 20 克，独活 30 克，牛膝 30 克。

用法：上药，做成散剂，每次服用 3 克，用水 500 毫升，放枣 3 枚，每日 1 剂。

2. 湿邪痹阻证

验方一

组成：生麻黄 5 克，炒杏仁 10 克，生苡仁 20 克，甘草 5 克，白术 20 克，地肤子 10 克，威灵仙 10 克，秦艽 10 克，鸡血藤 30 克，赤芍 10 克。

小常识

汤药怎么吃效果好

1. 服药与吃饭应间隔 1 小时左右，一般的药物饭前服或饭后服均可，对胃肠有刺激的药物宜在饭后服，滋补药宜空腹服，安神药宜在睡前服，治发烧感冒药，在晚上 9 ~ 10 点钟服。

2. 一般一剂药煎两次后，将药液对匀，分成两次或 3 次服，早中晚各 1 次，或早晚分服。

加减：若关节疼痛较甚者，加元胡 10 克，以活血止痛；关节疼痛日久不

愈者，加乌梢蛇、蜂房各 5 克，以搜风止痛；肢体浮肿者，加车前子、茯苓皮各 15 克，以利水祛湿；汗出，恶风者，加桂枝 10 克、白芍 15 克，以调和营卫。

用法：水煎服，每日 1 剂。忌食羊肉，避风寒。

验方二：防己蚕矢汤

组成：防己 15 克，晚蚕砂 30 克，生白术 15 克，滑石 15 克，生苡仁 12 克，杏仁 19 克，制苍术 9 克，大豆卷 12 克，鬼箭羽 15 克，茯苓 15 克，地龙 9 克，生石膏 15 克，萆薢 12 克。

加减：若口淡苔白，舌不干燥，湿盛而未化热，可以去石膏；泄泻次数增多，腹胀肠鸣，加枳壳 10 克，淡干姜 5 克；痛在腰膝之间，可以用杜仲、牛膝、木瓜做引经药。

用法：水煎服，每日 1 剂。

验方三

组成：丝瓜络 200 克，青壳鸭蛋 2 个。

用法：将上药共用水煎熟，1 日分 2 次，食蛋喝汤。

3. 寒邪痹阻证

验方一

组成：川乌 15 克，草乌 15 克，甘草 15 克，威灵仙 15 克，乌梅 20 克，忍冬藤 20 克，茜草 25 克，防己 10 克，杜仲 15 克。

加减：上肢关节病重者加片姜黄 10 克，羌活 10 克；湿胜加苍术 10 ～ 15 克，生苡米 15 ～ 25 克；风胜加赤芍 15 ～ 20 克，鸡血藤 20 ～ 30 克。

用法：上药用白酒 5 斤浸 10 天，每日早晚饭后各饮 1 次，每次半两左右。

验方二：Ⅰ号马钱子方

组成：制马钱子 300 克，炙麻黄 35 克，制乳香 35 克，制没药 35 克，炒僵蚕 35 克，炒全蝎 35 克，炒土元 35 克，炒牛膝 35 克，炒苍术 35 克，制川乌 35 克。

用法：将马钱子放在砂锅中加水至 3000 毫升，同时放入绿豆同煮，待到绿豆开花，取出浸泡冷水中，去皮切成薄片，晾干，用香油炸至棕黄色即可。上药共为细末，过 80 目筛，装空心胶囊，每粒重 0.25 克，备用。每晚睡前服用 1 次，成人一般 4 ～ 6 粒，最多不可以超过 10 粒。用黄酒一盅为引，服药期间忌食猪肉、绿豆、茶叶和南瓜，注意避风，孕妇忌用。15 天是一个疗程。

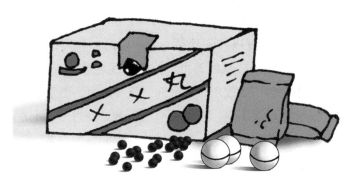

图 9-10

验方三：乌头威灵汤

组成：川乌 3 克（先煎），草乌 3 克（先煎），白芍 15 克，甘草 6 克，黑豆 90 克，红花 3 克，黄芪 10 克，威灵仙 9 克，水蛭 3 克。

用法：水煎服，每日 1 剂。

4.风湿热郁证

验方一：

组成：麻黄 10 克，生石膏 30 克（先煎），生地 30 克，玄参 20 克，独活 10 克，桑枝 15 克，伸筋草 15 克，秦艽 15 克，防己 15 克，白术 15 克，茯苓 30 克，威灵仙 15 克，甘草 10 克。

加减：热重者，重用生地、玄参至 60 ~ 90 克；关节疼痛剧烈而屈伸不利者，宜加制川乌、炙黄芪、杭芍；关节肿胀、疼痛，痛处游走不定者，宜加海风藤，或加蜈蚣、全蝎，亦可用蕲蛇加强祛风之力；关节漫肿而痛，肢酸困沉重，麻木不仁，或伴发热，日晡加剧，或筋脉拘急不可屈伸者，系湿邪偏盛，加苡仁、泽泻；兼有恶风自汗者，系卫阳不固，表气已虚，宜去麻黄，加黄芪、防己。脾胃虚弱或寒滞胃脘，常感胃脘疼痛，无近期上消化道出血者，可加胡芦巴、荜澄茄，或加良姜、荜茇；食欲不振者，可加神曲、谷芽消食健胃；女性冲任素虚，原有经期不调，或月经过少者，或服药后有经闭反应者，可酌加红花或血竭，或再加淫羊藿、菟丝子、鹿衔草等。

用法：水煎服，每日 1 剂。

验方二：海桐豨莶饮

组成：豨莶草 30 克，海桐皮 30 克，忍冬藤 30 克，生苡仁 30 克，桑枝

30 克，知母 10 克，葛根 10 克，防己 10 克，秦艽 10 克，鸡血藤 15 克。

加减：若证见瘀血者可以加入丹参、莪术以活血化瘀；关节变形、久病难愈者，加入土鳖、穿山甲、蜈蚣等虫类搜剔攻逐之品，或配服麝香三七丸，加强其作用。病情稳定后，就改用调理气血，培补肝肾，强筋壮骨之剂，以巩固疗效。若局部痛剧，经久不愈，或见关节变形者，加丹参、土鳖、蜈蚣、片姜黄；局部红肿严重，湿热较胜者，加黄柏；气虚明显的患者，加黄芪。

用法：水煎服，每日 1 剂，每周服 5 剂（服 3 日，停 1 日，再服 2 日，休息 1 日），服 10 剂为一个疗程。

5. 寒热错杂证

沉香通气丸

组成：三棱、丁香、陈皮各 45 克，延胡索、木香、木通、沉香、白术各 30 克，槟榔 15 克，枳壳 60 克，青皮、茴香、新罗参、茯苓各 45 克，白豆蔻 90 克。

用法：上药为细末，姜汁打面糊为丸，如梧桐子大。每服 30 ~ 50 丸，用温水米饮汤送下，不拘时候。

6. 热毒痹阻证

牛角芍药汤

组成：水牛角 15 克，赤芍 10 克，石膏 15 克，知母 10 克，萆薢 10 克，晚蚕砂 10 克，忍冬藤 10 克，丹皮 10 克，苍术 10 克，防己 10 克，地龙 10 克。

用法：水煎服，每日 1 剂。

7. 痰瘀互结证

验方一

组成：独活 9 克，桑寄生 33 克，秦艽 9 克，防风 9 克，细辛 1.5 克，当归 9 克，赤芍 9 克，川芎 3 克，茯苓 15 克，桂枝 9 克，牛膝 9 克，甘草 6 克。

加减：若风邪偏胜者加羌活 9 克；寒邪偏胜者加制草乌 9 克；湿邪偏胜者，加生苡米 15 克，苍术 9 克；上肢疼痛者加姜黄 9 克，海风藤 15 克；下肢疼痛者加杜仲 9 克，追地风 9 克；周身疼痛者加羌活 9 克，桑枝 33 克；关节肿大者加皂刺 6 克，穿山甲 9 克。

用法：水煎服，每日 1 剂。加水 500 毫升煎至 150 毫升，饭前用白开水送服。

小知识

　　凡疗诸病，当先以汤，荡除五脏六腑，开通诸脉，理顺阴阳，令中破邪，润泽枯朽，悦人皮肤，益人气力，水能净万物，故用汤也。

——《太平圣惠方·论处方法》

验方二

组成：风湿草根皮、浪散树根皮各 1000 克，细辛、红花、三棱、赤芍各 10 克，归尾 50 克，威灵仙、制川乌、制草乌各 20 克，枳壳 10 克，桂枝 30 克，川芎、附子、川七、元胡各 20 克，五加皮、桃仁、白芷 10 克，血竭 20 克，苏木、丹皮、骨碎补各 10 克，牛膝 30 克，乳香、没药、山甲、羌活、独活、防风、木瓜各 20 克，礞石粉 10 克。

用法：将上药混合研末做成丸，礞石粉为衣，每丸 10 克重，晒干备用。用药丸 10 粒，生姜 100 克，童子鸡（约 1.5 市斤重）1 只，共炖烂，白酒 150 克，分 2 天服完，第 3 天始，服用 20 粒药丸，200 克生姜，1000 克白酒共浸一昼夜的药液，每天服擦各 3 次，每次服药液 50 克，用生姜烘热蘸药液擦患处。服药 10 天为一疗程，轻者常愈，若遇重者，再按上法治疗 1 个或 2 个疗程。

验方三：二乌牛红汤

组成：制川乌 60 克，制草乌 60 克，川牛膝 24 克，川红花 24 克。

用法：现将川、草乌微火焙黄，再与牛膝、红花共研细末，装瓶内密封备用。每晚服 1 次，成人每次 1.5 克，逐渐加至 3 克，白酒或甜酒送下，重症早上加服 1 次。服药后一般没有反应，若服后有头面、上肢发麻或腹痛便溏等，可以减少服药剂量，以无反应为佳。

8. 肝肾阳虚证

验方一

组成：菟丝子 10～15 克，制狗脊 10～15 克，炒杜仲 10～15 克，生川断 10～15 克，大熟地 15～20 克，怀牛膝 10～15 克，肉桂 5～10 克，党参 10～15 克，炒白术 10～15 克，当归 10～15 克，炒白芍 10～15 克，制川乌 6～15 克，细辛 3～15 克，独活 6～12 克，防风 6～12 克，威灵仙 10～15 克。

加减：气虚加黄芪 15～30 克，炙甘草 6～10 克，茯苓 10～15 克；血虚加

川芎 8～12 克，炒阿胶 10～15 克；风
胜加赤芍 15～20 克，鸡血藤 20～30
克；寒胜加炮附子 10～30 克，草乌 3
克；湿胜加苍术 10～15 克，生苡米
15～25 克；肝血不足加阿胶 10～15 克，
制首乌 15～25 克；肾阳虚甚加巴戟
肉 10～15 克，鹿角胶 10 克；大便秘
结加肉苁蓉 30 克；肾阴虚甚加盐龟板
15 克，山萸肉 10 克；大便干燥加玄参
30 克。

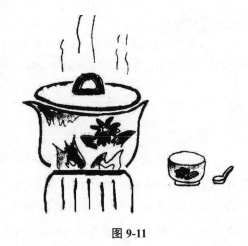

图 9-11

用法：水煎服，每日 1 剂。

验方二

组成：鹿角霜 12 克，当归 15 克，肉桂 10 克，制附子 10 克，细辛 5 克，
羌活 10 克，独活 10 克，防己 15 克，白芍 10 克，蜈蚣 3 克，地龙 10 克，生
地 30 克，生薏苡仁 30 克，生甘草 12 克，生黄芪 30 克，乌梢蛇 10 克。

加减：上肢关节病重者加片姜黄 10 克，羌活 10 克；湿胜加苍术 10～15 克，
生苡米 15～25 克；风胜加赤芍 15～20 克，鸡血藤 20～30 克。

用法：水煎服，每日 1 剂。

小知识

病之愈不愈，不但方必中病，方虽中病，而服之不得法，则非特无功，而反有害，
此不可不知也。

——清·徐灵胎《医学源流论》

验方三

组成：川续断 12～20 克，补骨脂 9～12 克，熟地黄 12～24 克，淫羊藿
9～12 克，制附子 6～12 克，骨碎补 10～20 克，桂枝 9～15 克，赤芍、白芍
各 9～12 克，知母 9～12 克，独活 10～12 克，防风 10 克，麻黄 3～6 克，苍
术 6～10 克，威灵仙 12～15 克，伸筋草 30 克，牛膝 9～15 克，松节 15 克，
炙山甲 6～9 克，地鳖虫 6～10 克，炙虎骨 2～9 克（虎受国家野生动物法保护，
可用透骨草、寻骨风、自然铜代替虎骨）。

加减：上肢关节病重者加重牛膝用量，加片姜黄 10 克，羌活 10 克；瘀血证明显者加红花 10 克，皂刺 5~6 克，乳香、没药各 6 克或苏木 15~20 克；腰腿疼明显者去松节、苍术，加桑寄生 30 克，并加重续断、补骨脂用量，随汤药嚼服胡桃肉（炙）1~2 个；肢体关节蜷挛僵屈者去苍术、防风、松节，加生薏苡仁 30~40 克，木瓜 9~12 克，白僵蚕 10 克；关节疼痛者加重附片用量，并再加制草乌 6~9 克，七厘散 1/3 支（随药冲服）。

用法：水煎服，每日 1 剂。

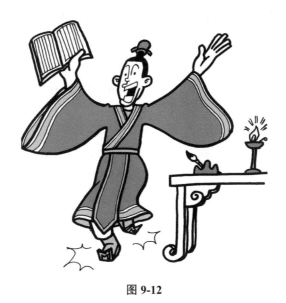

图 9-12

9.肝肾阴虚证

验方一

组成：生熟地各 150 克，全当归 100 克，鸡血藤 200 克，仙灵脾 100 克，鹿衔草 100 克，淡苁蓉 100 克，炙乌蛇 100 克，炙全蝎 20 克，炙蜈蚣 20 克，炙蜂房 100 克，炙僵蚕 100 克，蜣螂虫 80 克，广地龙 100 克，地鳖虫 100 克。

加减：阴虚咽干口燥者，另加生地 10 克，麦冬 10 克，石斛 10 克，泡茶饮服。

用法：上药共研细末，另以老鹳草 120 克，徐长卿 120 克，寻骨风 120 克，虎杖 120 克，甘草 30 克，煎浓汁作丸，如绿豆大，每服 6~8 克，日服 2 次，食后服。

验方二：豹骨木瓜丸

组成：豹骨 150 克，木瓜 180 克，黄芪 240 克，白芍 240 克，黄柏 240 克，当归 240 克，山药 120 克，锁阳 120 克，枸杞子 120 克，龟甲 120 克，菟丝子 120 克，破故纸 180 克，杜仲 180 克，五味子 180 克，川牛膝 480 克，熟地 960 克。

用法：上为细末，炼蜜为丸。每服 6 克，空心以白开水送下。

10. 气血亏虚证

组成：五爪龙 30 克，牛大力 30 克，鸡血藤 30 克，千斤拔 15 ~ 30 克，血枫根 15 克，豹子樟 15 ~ 30 克，茉莉花 15 克，菟丝子 15 克，枸杞子 12 克。

加减：风胜加赤芍 15 ~ 20 克；寒胜加炮附子 10 ~ 30 克，草乌 10 克；湿胜加苍术 10 ~ 15 克，生苡米 15 ~ 25 克。

用法：水煎服，每日 1 剂。

第十章　类风湿性关节炎的贴敷疗法

什么是贴敷疗法

贴敷疗法是将药物贴敷于身体特定部位如穴位、手心、足心、肚脐等，通过一定途径发挥药物与特定部位双重作用的治病方法，属于外治法的一种。其疗效确定、经济方便，避免了药物内服的禁忌、副作用及患者不愿服用苦药等不足，尤其适用于儿童、妇女、老人等畏针忌药者，是群众乐于接受的一种自然疗法。

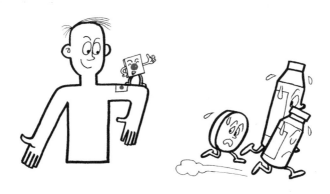

图 10-1

1.贴敷的药物选择　一般来说，凡可内服的药物都可以外用，由于贴敷的给药途径不同于内服，故在常规辨证选方的基础上，可多用或加用以下药物：

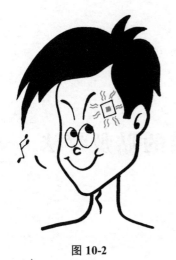

图 10-2

（1）性味芳香、走窜作用强的药物，如冰片、麝香、肉桂、丁香、花椒、乳香、没药、樟脑、薄荷、穿山甲、皂角、姜、葱、韭、蒜、槐枝、柳枝、桑枝、桃枝等。但此类药物易耗气动血，使用时不宜过量。

（2）气味俱厚、性猛力强类药物，如生半夏、附子、苍术、牵牛、胆南星、番木鳖、川草乌、巴豆等。但此类药物在使用时也须掌握用量及贴敷时间。用量宜小不宜大，贴敷时间宜短不宜长。

（3）血肉有情之品，如羊肉、鸡、动物内脏、鳖甲等可选用加入药中贴敷，治疗慢性虚损性疾病。应当注意必须对证，不可滥补。

（4）重金属类药物，如轻粉、水银、朱砂、铅粉、黄丹、雄黄、白砒等。此类药物穿透性强，用之得当，可增强疗效。但这些药物有些有剧毒，有些过量久用亦可蓄积中毒，故虽系外用，用量亦应极小，切不可过量。

（5）刺激发泡类药物，如白芥子、斑蝥、毛茛、蒜泥、甘遂等，即发泡疗法中所选用的具有刺激皮肤发泡的一类药物。此类药物可单独使用，亦可配入复方中使用，通过使皮肤发泡，持久地刺激腧穴－经络－脏腑，以达到治疗目的。

（6）透皮剂，如二甲基亚砜、654-2 透皮剂可增加皮肤通透性，促使药物透入皮肤，促进药物的有效成分吸收，增强贴敷的作用。

小知识

清代外治大师吴师机说："外治之理，即内治之理，外治之药，亦即内治之药，所异者法耳。"而且"外治之法，尤为捷著，亦可治其内"。

2.贴敷的常用剂型

（1）散剂：是穴位敷贴中最基本的剂型。根据辨证选药配方，将药物碾成极细的粉末，过 80 ～ 100 目细筛，药末可直接涂在穴位上或用水等调和成团贴敷，外用纱布、胶布固定，或将药末撒布在普通黑膏药中间贴敷穴位。本剂型制法简便，剂量可以随意变换，药物可以对证加减，且稳定性较高，储存方便。由于药物粉碎后，接触面较大，刺激性增强，故易于发挥作用，疗效迅速。

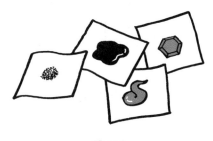

图 10-3

（2）糊剂：将散剂中加入赋形剂，如酒、醋、姜汁、鸡蛋清等调成糊状敷涂穴上，外盖消毒纱布，胶布固定。糊剂可使药物缓慢释放，延长药效，缓和药物的毒性。再加上赋形剂本身所具有的作用，可提高疗效。

（3）膏剂：有硬膏和软膏两种。其制法不同，硬膏是将药物放入植物油内浸泡 1 ~ 2 日后，加热油锅炸滤药物，药油再加热煎熬至滴水成珠，加入铅粉或广丹收，贴穴位。硬膏易于保存且作用持久，用法简便。软膏是将药物粉碎为末过筛后，加入醋或酒，入锅内加热，熬成膏状，用时摊贴穴位，定时换药。也可将适量药末加入葱汁、姜汁、蜜、凡士林等调成软膏，摊贴穴位。软膏渗透性较强，药物作用快，有黏着性和扩展性。

（4）丸剂：是将药物研成细末，以蜜、水、米糊、酒、醋等作为赋形剂制成的圆形固体剂型。丸剂贴敷通常选择小剂型丸药。丸者缓也，可使药物缓慢发生作用，药力持久。丸剂便于贮存使用。

（5）饼剂：将药物粉碎过筛后，加入适量的面粉拌糊，压成饼状，放笼上蒸 30 分钟，待稍凉后摊贴穴位。有些药物有黏腻性，可直接捣融成饼，体积重量应根据疾病轻重和贴敷部位而定。

（6）锭剂：将敷贴药物粉碎过筛后，加水或面糊适量，制成锭形，晾干，用时加水或醋磨糊，涂布穴位。本剂型多用于慢性病，可减少配制麻烦，便于随时应用。

3. 贴敷的常用赋形剂　赋形剂即基质，基质选用适当与否，对药物的渗透吸收有直接影响。常用的赋形剂有下述几种：

（1）蜂蜜：蜂蜜有"天然吸收剂"之

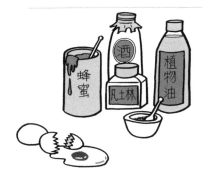

图 10-4

称，是吸收较快的赋形剂之一。不易蒸发，能使敷药保持一定湿度，无刺激性，具有缓急止痛，祛风化瘀，解毒防腐，收敛生肌之功用。

（2）鸡蛋清：鸡蛋清含蛋白质、凝胶，可使药物释放加快，缺点是容易干缩、霉坏。

（3）凡士林：凡士林黏稠度适宜，便于消毒，不易变质，可与药末调为软膏外敷，穿透性好。

（4）植物油：亦可作为赋形剂，调药末敷贴，但穿透力不如凡士林大。

（5）酒、醋、姜汁：具有走窜通经、活血化瘀、温通气血、散寒祛邪、消结止痛的作用，亦是临床常用的效果良好的赋形剂。

（6）水、药汁、盐水：均可调药粉为糊剂或制药饼外用。其中水和药汁可使敷贴药物保持一定湿度，易于浸透；盐水可离解物质，使药物易于透入。

4.贴敷的治疗原理　穴位给药的生物利用度明显高于一般给药，因腧穴对药物具有敏感性和放大效应。通过药物对皮肤的刺激引起皮肤和患部的血管扩张，促进局部和周身的血液循环，增强新陈代谢，改善局部组织营养，提高免疫功能，同时随着药物进入体内，可起到相应的调理作用，达到治疗目的。

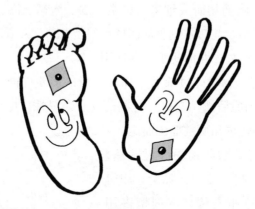

图 10-5

5.贴敷的注意事项　虽然贴敷疗法简、便、廉、验，但若辨证、选穴、药物选择运用不当，也会影响疗效，甚至带来不良后果，故也须注意一些细节问题。

（1）过敏体质或有皮肤过敏史的患者应慎用贴敷疗法，如果选择运用，须严密观察，一旦有过敏迹象，要立即停用。

（2）有出血性疾病的患者，若使用三棱、莪术、桃仁、红花等破血逐瘀药时，应密切观察全身有无出血倾向。

（3）有毒药物用量不宜过大，敷药时间不宜过长，且应有间隔，以防产生毒副作用。对久病体弱及有严重心脏病、肝脏病、肾脏病等患者尤应注意这一点。严禁毒药入口。

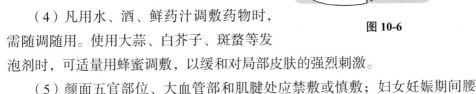

图 10-6

（4）凡用水、酒、鲜药汁调敷药物时，需随调随用。使用大蒜、白芥子、斑蝥等发泡剂时，可适量用蜂蜜调敷，以缓和对局部皮肤的强烈刺激。

（5）颜面五官部位、大血管部和肌腱处应禁敷或慎敷；妇女妊娠期间腰骶部、少腹部及一些可引起子宫收缩的穴位禁用。

小常识

○每天一杯柠檬汁、柳橙汁，不但可以美白还可以淡化黑斑。

○早上醒来先喝一杯水，预防结石。

○饭后吃水果是错误的观念，应是饭前吃水果。

○常吃消夜，会得胃癌。因为胃得不到休息。睡前三小时不要吃东西，容易发胖。

○吃槟榔会导致口腔纤维化，易发口腔癌。

○多食用包心菜、蛋、豆类，少吃甜食（尤其是果糖）可帮助头发生长。

○最佳睡眠时间是在晚上 10 点～清晨 6 点。

（6）敷药时要注意药物的软硬、干湿度，并须及时更换，以防影响疗效，刺激皮肤。在第二次敷药前，可用消毒干棉球蘸各种植物油或液状石蜡揩去第一次所涂敷的药膏，切不可用汽油或肥皂擦洗。

（7）贴敷时尽量避免一穴重复贴 10 次以上，对于须长期治疗的慢性疾病，应辨证选择两组以上穴位交替使用。

（8）贴敷后一般不宜参加重体力劳动和游泳等体育活动，饮食避免生冷、辛辣刺激性食物等。

类风湿性关节炎常用贴敷法

　　贴敷疗法历史悠久，治疗的疾病种类较多，效果也较为满意。在类风湿性关节炎患者选用这种疗法之前，要特别注意前面提到的有过敏体质和有皮肤过敏现象的要注意慎用。可能大家读到这里要说既然这样危险，那就别用了吧？其实要辩证地看待这个问题，只要合理运用，可以为您解除很大的痛苦。比如，同样是过敏体质较多的哮喘病人，现在较为流行的冬病夏治中就有在夏天进行贴敷治疗，取得较为满意的效果。只要良好的把握药物适应证，及时的处理各种不良现象，均能取得治疗的作用。

> **小知识**
>
> 余亦未敢谓外治必能得效，逮亲验万人，始知膏药能治疗，无殊汤药，用之得法，其响亦应。
>
> ——吴师机

　　1. 风邪痹阻证

　　治则治法：祛风散寒，温经通络。

　　组成：雄黄 90 克（研细），天雄 120 克（生，去皮、脐），硫黄 90 克，朱砂 90 克，附子 120 克，人参 90 克，当归 90 克，细辛 90 克，防风 90 克，白芷 80 克，桂心 90 克，干姜 90 克，川芎 90 克，川椒 90 克，独活 90 克，菖蒲 90 克，川大黄 90 克，藁本 90 克，白术 90 克，吴茱萸 90 克，松脂 250 克。

　　制用法：上药切细，用酒浸 24 小时，然后再取生地黄 250 克，捣取汁，一同放在猪脂中，慢火煎之，直到药味尽为止，用棉布滤去渣子，后下松脂、雄黄、硫黄、朱砂等，以柳枝不住手搅，等到成为膏状，放在瓷盒中，摊贴在患处。

　　2. 湿邪痹阻证

　　治则治法：祛风除湿，通络止痛。

　　组成：松香 1500 克（第一次姜汁煮，第二次葱汁煮，第三次白凤仙煮，第四次烧酒煮，第五次闹羊花汁煮，第六次商陆根煮，第七次红醋煮），桐油 1500 克，川乌、草乌、苍术、桂枝、干姜、白芥子、蓖麻各 200 克，血余 400 克。

制用法：上面的八味药，放上桐油，熬至药枯发焦，滴水成珠，滤去渣滓，放入牛皮膏 200 克烊化，用前制过的松香，渐渐收之，离火，加樟脑 50 克，麝香 10 克，厚纸摊之，贴患处。

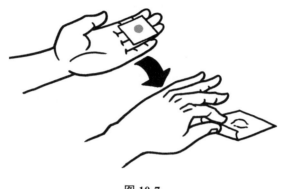

图 10-7

3. 寒邪痹阻证

治则治法：温经散寒，祛风除湿。

（1）组成：生川草乌各 54 克，生南星 54 克，乌蛇 54 克，全虫 24 克，蜈蚣 30 条，活蟾蜍 4 个，麻油 2500 克，广丹 1250 克。

制用法：除了广丹外，诸药与麻油同时放在铁锅中，蟾蜍处死后放入，共熬，等到药枯焦后捞出，再炼油直到滴水中不散开时，放入广丹至滴水成珠就好了，摊成布膏药外用。

（2）组成：狼毒 60 克，甘遂 15 克，马钱子 15 克，当归 90 克，土鳖虫 36 克，川芎 45 克，木鳖子 30 克，生南星 60 克，生川乌 60 克，生草乌 60 克。

制用法：摊成布膏药外用。

（3）组成：黄荆子 240 克，紫荆皮 240 克，全当归、五加皮、木瓜、丹参、羌活、赤芍、白芷、片姜黄、独活各 60 克，甘草 18 克，秦艽 30 克，天花粉 60 克，怀牛膝 60 克，川芎 30 克，连翘 24 克，威灵仙 60 克，粉防己 60 克，防风 60 克，马钱子 60 克。

制用法：上为细末，用蜜或饴糖调拌成厚糊状，敷于患处。

4. 风湿热郁证

治则治法：清热祛湿，宣痹通络。

（1）组成：麻油 330 毫升，当归 6 克，白芷 3 克，独活 3 克，山甲 2 片，蜈蚣 1 条，血余 15 克，红丹 60 克，杭粉 60 克，轻粉 1.5 克，铜绿 0.6 克，白蜡 4.5 克。

制用法：将前 7 味药熬枯，去渣，放入红丹、杭粉、轻粉、铜绿、白蜡，共熬为膏，用的时候摊贴在患处。

（2）组成：羌活、白芷、独活、良姜、川乌、草乌、麻黄、苍术各 60 克。

制用法：取上药，用麻油 3000 毫升，加鲜侧柏叶 4000 克，松毛尖 4000 克，生天雄 500 克，同群药炸枯黑去渣，熬沸，下黄丹 960 克，搅匀，成膏后加肉桂末 480 克，共成膏 3905 克，大张 36 克，中张 24 克，小张 15 克。熔化贴患处。

5. 寒热错杂证

治则治法：温经散寒，清热除湿。

组成：豆油 1500 克，樟丹 500 克，红辣椒 1000 克，雄黄 100 克，马钱子面 50 克，先熬豆油，炸辣椒至黑色，捞出。再熬油至滴水不散为止，再下樟丹，搅匀直至滴水成珠离火，搅凉，再下雄黄搅匀成膏状。放凉水中拉开，然后用滑石粉包起备用。用时将药膏视病情剪下一块放在消毒白布上压平，再将少许马钱子面放在膏上贴在患处。

6. 热毒痹阻证

治则治法：清热解毒，凉血通络。

组成：麻油 240 毫升，黄蜡 7.5 克，松香 30 克，黄丹 30 克，铜绿 6 克，轻粉 3 克，制乳没各 9 克。

制用法：先将麻油熬滚加黄蜡，化开，次入松香，再下黄丹。和其他药研末加入，搅匀成膏备用。用时将膏薄摊患部，外加绷带固定。每日 1 次，以 1 周为一个疗程。

7. 痰瘀痹阻证

治则治法：活血祛瘀，化痰通络。

组成：水蓬花、大黄、当归尾、芫花、大戟、穿山甲、三棱、莪术、秦艽、芦荟、血竭、肉桂各 15 克。

制用法：将水蓬花等前9味药碎断，另取麻油7200克，放在锅内加热，将前药倒入，炸枯，去渣，过滤，炼油下丹，去火毒，再将芦荟、肉桂、血竭轧成细粉，和匀，将膏药分摊在布上，微晾，向内对折，加盖戳记。用时温热化开，贴于患处。

> **小知识**
>
> 治疗腰脚风痹，冷痛有风，川乌头三个去皮脐，为散，涂帛贴，须臾即止。
>
> ——《太平圣惠方》

8. 肝肾阳虚证

治则治法：温补肝肾，祛寒除湿，散风通络。

组成：炒草乌、煨干姜各150克，炒赤芍、白芷、煨天南星各50克，肉桂250克，为细末。用回阳玉龙膏调和在黄蜡中，隔水炖温，敷贴患处，上药用1剂，或连续用2周。

9. 肝肾阴虚证

治则治法：滋补肝肾，强筋壮骨。

组成：元参200克，生地、天冬各150克，丹参、熟地、山萸肉、黄柏、知母、麦冬、当归、白芍、丹皮、地骨皮各100克，党参、白术、生黄芪、川芎、柴胡、连翘、川芎、柴胡、连翘、桑白皮、杜仲、熟牛膝、薄荷、郁金、羌活、防风、香附、蒲黄、秦艽、枳壳、杏仁、贝母、青皮、陈皮、半夏、胆星、荆芥穗、桔梗、天花粉、远志、女贞子、柏子仁、枣仁、紫菀、菟丝子、石斛、山药、续断、巴戟天、栀子、茜草、红花、黄芩、黄连、泽泻、车前子、木通、甘遂、大戟、生大黄、五味子、五倍子、金樱子、炒延胡、炒灵脂、甘草、木

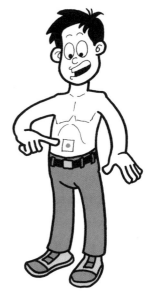

图 10-8

鳖仁、蓖麻仁、穿山甲、羚羊角、生龙骨、生牡蛎、吴茱萸各50克，飞滑石200克，生姜、干姜各50克，葱白、韭白、大蒜头各100克，槐枝、柳枝、桑枝、枸杞根、冬青各400克，凤仙草、旱莲草、益母草各1株，冬霜叶、白

菊花、侧柏叶各 200 克，菖蒲、小茴香、川椒各 50 克，发团 100 克，生龟板 1 个。

制用法：用小磨香油 500 克，熬去渣；将飞滑石前 75 味与后 20 味共用油 12000 克，分熬去渣；合龟板油并熬丹收，再加铅粉 500 克，生石膏 200 克，青黛、轻粉各 50 克，灵磁石 100 克，官桂、砂仁、木香各 50 克，牛皮胶 200 克，朱砂 15 克，收膏备用。上贴心背，中贴脐眼，下贴丹田。

10. 气血亏虚证

治则治法：双补气血，祛邪通络。

组成：细辛 45 克，生黄芪 69 克，生杜仲 45 克，羌活 24 克，茯苓、怀牛膝、防风各 45 克，甘草 36 克，生白芍 45 克，川芎 45 克，人参 45 克。

制用法：以上药料用香油 7500 克，炸枯去渣滤净，炼制滴水成珠，再入樟丹 2800 克搅匀成膏。每膏药油 7500 克兑肉桂面 36 克，麝香 4.5 克，搅匀。每大张净油 15 克。男子贴气海穴，女子贴关元穴，患处也要贴。孕妇忌用。

第十一章　类风湿性关节炎的熏洗疗法

什么是熏洗疗法

　　熏洗疗法是中医学外治法中重要的一种，是祖国传统医学重要的组成部分。民间亦称为"药浴"、"熏蒸"等。是将配制好的中草药加清水煎煮沸后，先用其蒸汽熏患部或全身，再用药液淋洗、擦洗或浸浴全身或局部患处，从而产生治疗作用的一种防治疾病的方法。熏洗疗法是我国劳动人民在防病治病实践过程中智慧的结晶，近年来，由于其使用方便、疗效显著而深受人们的青睐。

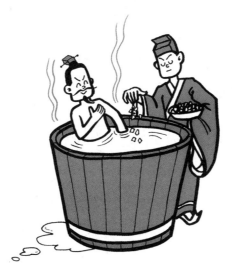

图 11-1

1.熏洗疗法的治疗原理　皮肤是人体最大的外围屏障，在这个大面积的屏障上，分布着密密麻麻数不清的汗毛孔，承担着沟通人体内外的作用。除

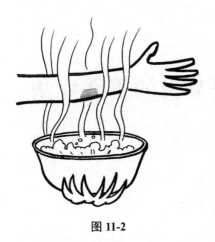

毛孔之外的皮肤本身也有通透性，药物煮沸后，袅袅的蒸汽携带着独特的中药气味直接熏于肌肤，通过皮肤、黏膜、汗腺、毛囊、角质层、细胞及其间隙等转运而吸收。一方面，熏蒸时热气腾腾可使皮肤温度升高，扩张局部血管，增加局部血液循环，加快物质运输代谢；另一方面，各种药物的性味不同，通过皮肤吸收入内而发挥不同作用，如温经通络、行气活血、祛湿散寒等，从而对人体阴阳失调状态进行整体调节。

图 11-2

2.熏洗疗法的种类　熏洗疗法施行起来，可有药物熏烟法、药物蒸汽熏法、药物外洗法、药浴法、药物浸渍法等，其中熏蒸和外洗是比较常用的方法。这些方法既可单独施行，又可协同为用，以加强疗效。

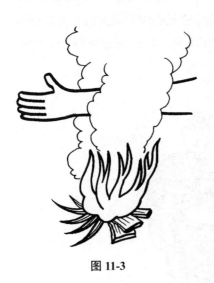

（1）药物熏烟法：药物熏烟法就是将所取药物研成粗末，置于火盆或火桶中，使药物缓慢燃烧，然后将身体某一部位置其上进行熏烤治疗，或将门窗关闭，用药物熏烤整个房间，此法多在瘟疫流行期间预防时用；也可将药物研成粉末后摊于纸上，卷成香烟状，点燃后对准身体某一部位（多为穴位），保持适当距离进行反复熏烤，以达到治疗作用。艾灸疗法，其实亦为熏洗疗法的一种。艾灸中的雷火神针就是多种药物配合艾绒卷成烟筒状进行熏疗的。

图 11-3

（2）药物蒸汽熏法：蒸汽熏是很常用的方法，且多与外洗连用，即先熏后洗。蒸汽熏可取特制器皿，将中草药加水煮沸冒出蒸汽后，即对准施术部位，边煮边熏；也可在普通砂锅中煮沸后将药汁倒入盆中，趁热熏之。在冬春感冒流行季节，在室内炉火上放置醋盆加热熏

蒸，即俗称的"熏醋"，就是一个可以很好的预防感冒的方法。蒸汽熏根据所熏部位的不同，可有全身熏洗、头面熏洗、手足熏洗等。

1）全身熏洗法：可在较小房间或浴室中进行。关紧门窗，患者可身着薄衣或裸露皮肤躺卧于有镂空的平板上，将按病症配制的药物放入容器，加水，直接放于平板正下方加热煮沸，在熏蒸的过程中可根据情况续加水，熏蒸时间可视病情轻重而定，一般以半小时为宜。若无适宜熏蒸用的平板，亦可在药物煎煮沸后，将药汁倒入容器（如浴盆、浴池等），然后取大的塑料薄膜将容器和患者罩住（头部可外露），形成密闭空间进行熏疗，待药液温度适宜时即可坐于容器中进行全身洗浴。全身熏洗通常每日熏 1 ~ 2 次。

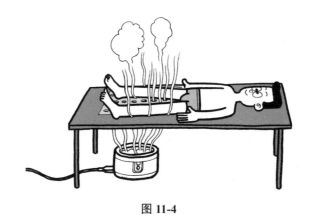

图 11-4

2）头面熏洗法：药物煮沸后将药汁倒入消毒后的脸盆中，外罩布单，闭目，趁热熏蒸面部，待药液温度适宜后，洗头、洗面。一般为 30 分钟，每日 2 次。凡面部急性炎症渗出明显的皮肤病应慎用。

3）手足熏洗法：药物煮沸后将药汁倒入消毒后的容器中，外罩布单，将患病手足与容器封严，趁热熏蒸，然后待药液温度适宜后浸洗手足。根据患病部位的不同，决定药液量的

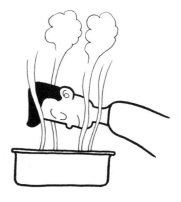

图 11-5

多少。如洗足以药液浸没两足踝部为宜。洗手亦应浸过腕关节。每次 15 ~ 30 分钟，每日 1 ~ 3 次。值得一提的是，近年来足疗、足浴的招牌遍布大街小

巷，若足疗师是经过专业训练的，其到位的按摩加上药物的熏洗对于防病保健可以起到不错的作用。

小幽默

另　一　位　医　生

　　一位病重的老人即将死去，医生认为已经不需要再隐瞒他的病情了，便在巡房后来到老人的病床旁。

　　"你的病已经很严重了！"医生告诉他，"我相信你必然想知道事实，现在你还想见什么人吗？"

　　虚弱的老人点了点头，用几乎听不见的声音说："是的！我想看另一位医生！"

　　（3）药物外洗法：将所选药物浸泡于水中，煎煮沸后，将药汁倒入盆中，待温度适宜时，用手或毛巾浸透后擦洗全身或局部。此法可单独使用，但一般多与蒸汽熏法合并连续使用，即先熏后洗。外洗次数与时间可视病情和部位而定。通常每次 15 ~ 30 分钟，每日 1 ~ 3 次。

　　1）药浴法：顾名思义，药浴即用药液进行沐浴之意。此法在民间广为流传，近些年来，经过开发，药浴已成为保健的一个好方法。温泉浴实际就是一种天然药浴。在家庭中进行药浴，可以将所选药物加水煮沸后倒药汁于浴盆、浴桶或浴池中，然后添加适量洗澡水，若有较大容器，也可一次性煮沸所需药水量。待药液温后，即入内浸浴，法同洗澡。药浴是防病治病、养生保健的一个好方法。

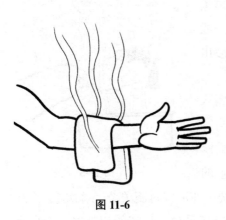

图 11-6

　　2）药物浸渍法：从语义上严格来讲，浸，就是将患部，如四肢等浸泡在药液中；渍，是用消毒棉球或毛巾蘸药汁敷于患处，停留一段时间，以使药液充分发挥作用。实际操作中，浸渍最好连用，通常先洗后浸，然后再渍，以加强疗效。通常浸泡时间为 20 ~ 30 分钟，渍敷时间可根据情况而定，如棉球或毛巾凉后可重新再蘸温热药液进行热敷。

3.熏洗疗法的注意事项

（1）熏洗方药在选择上同内服方药。中医药治疗强调个性化治疗，每个人的情况都是不同的，因此，同一个病所开方药可能不同，即使同一个病人，同一个病，在不同的时间所开方药都是不同的。因此方药应在对患者进行中医辨证的基础上进行选用。不能一方共用。儿童皮肤娇嫩，药量尤其要掌握好。

（2）局部熏洗前最好先对局部进行清洗、消毒。同时熏洗所使用的器皿、纱布、毛巾等要先消毒后再使用，家庭中可采用煮沸消毒法。熏洗时要防止药液溅入口、眼、鼻中。

（3）熏洗过程中要掌握好药液温度，若温度过高就进行洗浴，往往会由于刺激性太强而对皮肤造成伤害；若温度低了，又会影响疗效。通常先用药液蒸汽熏，待药液不烫手时即可进行洗浴。洗浴时要注意保暖，避免受寒、吹风，洗浴完毕应立即拭干皮肤。尤其在冬秋之季，应注意浴室、房间的保温。

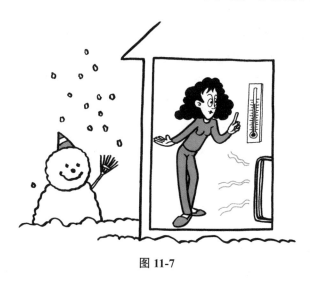

图 11-7

（4）对老幼患者，不宜单独洗浴，须有人助浴为宜，且洗浴时间不宜过长。对病情较急重的患者，熏洗时更要有专人陪护，以避免烫伤、着凉或发生意外。有严重心、脑、肾疾病者不适宜全身熏洗。洗浴过程中或洗浴后若发现有皮肤过敏者，应立即停止熏洗或更方。有皮肤破损者可根据病情选择适宜的用药方法。

（5）进行熏洗要选择适宜的时间，通常饭前饭后 30 分钟内不宜熏洗，空腹洗浴易发生低血糖休克，且由于药物的性味刺激更易使人发晕；饭后饱腹洗浴则影响食物消化吸收。其余时间若无其他情况均可进行熏洗。

（6）随时注意身体变化，有效则继续用药，无效或病情加重，应随时更方疗之。使用本疗法治病，若有效，要坚持用药，直至痊愈，切忌用用停停，而影响疗效。用药期间，要适当忌口。禁吸烟饮酒，忌食辛辣油炸等物和鸡、鱼、虾等发物。

（7）每剂药物可使用 3 次，即可煎煮 3 次。每次煎煮后将药汁倒出进行熏洗，药渣可妥善保存，再次熏洗时再加水煎煮，但间隔时间不宜过长，尤其夏天要防止药物变质。

类风湿性关节炎常用熏洗法

熏洗疗法是对于类风湿性关节炎患者治疗较为有效的方法。不但操作简便，疗效可靠，而且熏洗能直接作用于患部，使患处毛细血管扩张，促进局部渗出物的吸收，并能较快地使患处达到有效的药物治疗浓度，促进局部症状的改善。而且可以通过一定的药浴来改善机体的体质，增强机体的免疫力，达到从全身调理的有效治疗目的。

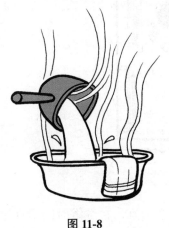

图 11-8

类风湿性关节炎患者在进行药物熏洗治疗之前，要认真阅读熏洗疗法有关的注意事项，做到安全地使用熏洗疗法。曾有患者在治疗的时候，熏洗药物的温度较高，因为面部皮肤较为柔弱，结果造成面部皮肤的伤害。这原本是能够避免的。还要了解熏洗药物对于自身是否合适，主要考虑药物是否能引起类风湿性关节炎患者产生过敏反应。对于能使患者过敏的药物要严禁使用。

下面具体介绍一下适合类风湿性关节炎患者的熏洗治疗的方剂和方法。

一、类风湿性关节炎熏洗常用方

1.风邪痹阻证

（1）二妙汤洗法

组成：甘草、威灵仙各 500 克。

用法：将药物放在水中，煮沸五六次，放在大缸中，用板凳坐在其中，周围用席圈定，熏之待水温，方浸洗，令浑身汗透淋漓。

功用：散风活络。

（2）行痹洗剂

组成：八角枫（鲜叶）、紫苏、水芹菜各 30 克，薄荷叶 18 克。

用法：上药加清水 2000 毫升，煎煮沸后 5 分钟，取出药液倒入盆中，趁热熏蒸患处，待药温适宜时，再擦洗患处。每次熏洗 30 分钟。每日 1 剂，熏洗 2 次，至愈为度。

功用：散风活络，舒筋活血。

2.湿邪痹阻证

临床表现：肢体关节肌肉疼痛、重着、痛处较为固定，肢体困重麻木，四肢活动不灵，关节僵硬，遇阴雨天或居潮湿之地加重，得热得按可稍减，或伴泛恶、纳呆，或见皮下结节，舌质淡，苔白腻，脉濡缓。

（1）加味豨莶草洗剂

组成：豨莶草 30 克，刺五加、石菖蒲、石楠藤、大皂角、当归各 15 克。

用法：上药加清水 3000 毫升，煎煮沸 30 分钟，存渣取汁，将药液倒入盆中，待药液温后洗浴患处，反复擦洗，每次 15 ~ 30 分钟。每日 1 剂，日洗 2 次，7 ~ 10 日为一个疗程。

功用：利湿消肿，通经活络。

（2）组成：干姜 60 克，干辣椒 30 克，乌头 20 克，木瓜 25 克。

用法：上药加清水 3000 毫升，煮 30 ~ 40 分钟，趁热熏患部，然后将药汁倒出，用干净毛巾蘸药汁热敷患部，每日早晚各 1 次，5 ~ 10 天为一个疗程。

功用：除湿止痛。

（3）组成：土蜂窝 1 个，独头蒜 1 个，花椒 100 克，生姜 100 克。

用法：将上药用水 3000 毫升，煮 30～40 分钟，熏洗患部。

功用：祛风湿，止痹痛。

3.寒邪痹阻证

（1）干姜熏洗方

组成：干姜 60 克，干辣椒 30 克，生乌头 20 克，宣木瓜 25 克。

用法：上药加清水 2000 毫升，煎煮沸 30～40 分钟，趁热熏蒸患处，待药液温后取汁倒入盆中，用消毒毛巾蘸药液擦洗患处，最后用纱布浸透药液外敷（渍）患处。如此反复擦洗，热敷 2～3 次，每次 30～60 分钟。每日早、晚各用 1 次，每剂可用 2 日。

功用：温经散寒，通络止痛。

（2）组成：川乌 10 克，草乌 10 克，苍术 10 克，当归 10 克，鸡血藤 6 克，独活 6 克，牛膝 10 克，木瓜 12 克，川芎 12 克，郁金 6 克，生香附 10 克，细辛 3 克。

用法：上药加清水 1000 毫升，煮 30～40 分钟，趁热熏患部，然后将药汁倒出，用干净毛巾蘸药汁热敷患部，每天早晚各 1 次，5～10 日为一个疗程。

功用：温经散寒除湿。

（3）组成：威灵仙、羌活、艾叶、生姜、葱白各 30 克，蓖麻叶 3 片，樟木屑 30 克，红花、乳香、延胡索各 15 克。

用法：上药用清水 6000 毫升，煎取 3000 毫升，滤去渣，先熏后洗患部。

功用：温经散寒止痛。

4.风湿热郁证

（1）黄柏外洗方

组成：黄柏 20 克，苦参、浮萍、地肤子、蛇床子各 10 克。

用法：上药加清水 1500 毫升，煎煮沸后 10 分钟，取出药液倒入盆内，待温（以 50℃～60℃为宜）时，用消毒毛巾蘸药液擦洗患处，每次擦洗 5～10 分钟。每日洗 3 次，每日 1 剂。

功用：清热除湿，散肿止痛。

（2）组成：樟树枝 200 克，桑枝 200 克，柳枝 200 克，山栀 200 克。

用法：上药加清水 1500 毫升，煎煮沸后 10 分钟，取出药液倒入盆内，待温（以 50℃ ~ 60℃为宜）时，用消毒毛巾蘸药液擦洗患处，每次擦洗 5 ~ 10 分钟。每日洗 3 次，每日 1 剂。

功用：清热除湿止痛。

5. 寒热错杂证

桑根熏洗汤

组成：桑树根（有 5 年以上树龄）500 克。

用法：将桑树根去泥，用清水洗净，放在陶瓷罐内，加清水 1500 毫升，文火煎沸 30 分钟，取下瓷罐，然后将双手或双足放在瓷罐上方，手心或足心向下熏约 10 分钟，再取白纱布一块，用温暖的药液洗涤双手或双足，至药液变冷为止。每日 1 ~ 2 次，每剂可用 2 次，7 ~ 10 日为一个疗程。

功用：祛风除湿，通络止痛。

6. 热毒痹阻证

热痹洗剂

组成：知母 20 克，生石膏、忍冬藤各 30 克，桑枝、秦艽、生甘草各 10 克，生地 15 克。

用法：上药加清水 3000 毫升，先浸泡 1 小时后，再煎沸 30 分钟停火，并把药液过滤到盆内，加盖或加水适量，待药液冷却至微温时洗浴，反复擦洗患处，每次 20 分钟。每日 1 剂，洗浴 3 ~ 4 次。

功用：清热利湿，活血通络。

7. 痰瘀痹阻证

（1）活血洗剂

组成：丹参 12 克，五加皮、透骨草、川椒、川牛膝、宣木瓜、艾叶、白芷、红花各 10 克，肉桂 5 克。

用法：上药加清水 1000 ~ 1500 毫升，煎煮沸后 5 ~ 10 分钟，将药液倒入盆内，趁热熏洗浸渍患处，每次 30 分钟。每日熏洗 2 次。

功用：祛风除湿，活血通络，止痛。

（2）蠲痹洗剂

组成：生马钱子、仙灵脾、细辛各 10 克，酒白芍 20 克，透骨草、生川乌、生草乌、莪术、制乳香、制没药、制南星、威灵仙、桑寄生、皂角刺各 15 克。

用法：先将上药共研为粗末，装布袋内（扎口），用 3000 毫升清水浸泡 1 小时，文火煎 50 分钟，制成药液。将患肢（处）浸泡在药液中，略加活动，每次 30 分钟，再用药渣袋趁热外敷患处。每日 1～2 次，每剂药可使用 2 日，一般 7～10 日为一个疗程。

功用：温经散寒，活血通络，蠲痹止痛。

随证加减法：如麻木和四肢屈伸不利，加防风、羌活、独活；痛则加大川乌、草乌等辛温药的用量，并加桂枝、附子、海风藤；全身或肢体沉重乏力，加炒苍术、川厚朴、豨莶草、路路通、海桐皮；有发热者，加忍冬藤、络石藤、生地、黄柏，并减少川乌、草乌等辛温药的用量；如日久不愈者，加穿山甲、白花蛇、䗪虫，重用皂刺。

（3）活通洗剂

组成：丹皮、赤芍各 9 克，生地、金银花、紫花地丁各 15 克，黄柏、木通、丝瓜络各 10 克。

用法：上药加清水 2500 毫升，煎沸 25 分钟后，取出药液倒入盆内，待温浸泡患处，每次浸泡 15～30 分钟。每日 1 剂，每日 2～3 次，一般以 10 日为一个疗程。

功用：凉血清热，活血通络。

8. 肝肾阳虚证

组成：仙灵脾 30 克，黑豆 50 克，茄子根 100 克。

用法：将上药用纱布包裹后，入盆中加冷水 3000 毫升置炉火上煎煮沸 5 分钟左右，将盆离火置地上，趁热熏蒸患处。待稍冷后（以不烫手为度）用药液浴洗患部，并轻轻揉按患处，每次熏洗约 1 小时。每日 1～2 次，每剂药可连用 5～7 日。

功用：温肾强筋。

9. 肝肾阴虚证

组成：熟地 30 克，山药 20 克，山茱萸 20 克，菟丝子 20 克，枸杞子 20 克，鹿角胶 20 克，龟板胶 20 克，怀牛膝 20 克，知母 20 克，黄柏 20 克。

用法：将上药用纱布包裹后，入盆中加冷水 3000 毫升置炉火上煎煮沸 5 分钟左右，将盆离火置地上，趁热熏蒸患处。待稍冷后（以不烫手为度）用药液浴洗患部，并轻轻揉按患处，每次熏洗 1 小时左右。每日 1～2 次，每剂药可连用 5 ~ 7 日。

功用：滋补肝肾，强筋壮骨，兼清虚热。

10. 气血亏虚证

六味熏洗方

组成：黄芪、怀牛膝、川木瓜、防风各 30 克，红花、甘草各 15 克。

用法：上药加清水 2000 毫升，并浸泡 1 日，再煎煮沸后，将药液倒入瓷盆内，趁热熏洗患处（先熏后洗），每次 15 ~ 30 分钟，洗后拭干，避风，并用纱布或棉垫覆盖患处。每日早、晚各熏洗 1 次，每剂可用 4 ~ 6 次。

功用：益气活血，祛风通络。

主治：类风湿性关节炎（四肢痿痹）。症见关节疼痛，强直变形，经久不愈，肢体痿瘦，腰膝酸软，面黄少华，气短乏力，舌淡苔白，脉濡弱或细微等。

二、全身保健熏洗

类风湿性关节炎患者除了可采取以上局部熏洗的办法外，还可进行全身沐浴。下面介绍一些适用于类风湿性关节炎患者的全身洗浴保健措施，这些措施能明显提高患者的抗病力，增强机体免疫力。

药浴是将药汤盛于洗澡容器内浸泡身体，利用水温本身对皮肤、经络、穴位的刺激和药物的透皮吸收，达到治疗疾病、养生保健的目的，它不同于一般的洗浴、温泉浴等，而是按照中医辨证施治的原则，根据不同的疾病，加入不同的药物，进行治疗，因药物不经胃肠破坏，直接作用于皮肤，并通过皮肤吸收进入血液，故较之内服药见效快，舒适，无任何毒副作用，也不会增加肝脏负担，因此被医学界誉为"绿色疗法"、"自然疗法"，越来越受到患者的青睐。现代药理研究也证实，药浴后能提高血液中某些免疫球蛋白的含量，增强肌肤的弹性和活力。对于类风湿性关节炎患者来说也是较为适宜的。

煎药和洗浴的具体方法也有讲究。将药物粉碎后用纱布包好（或直接把药物放在锅内加水煎亦可）。制作时，加清水适量，浸泡 20 分钟，然后再煮 30 分钟，将药液倒进盆内，待温度适度时即可洗浴。在洗浴中，其方法有先熏后浴之熏洗法，也有边擦边浴之擦浴法。

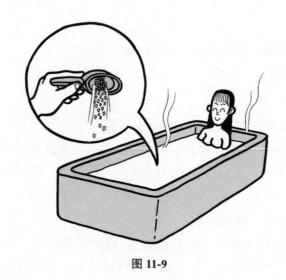

图 11-9

推荐几个适用于类风湿性关节炎患者的药浴保健方：

方一

药物组成：绿豆、百合、冰片各 10 克，滑石、白附子、白芷、白檀香、松香各 30 克，牛膝 30 克，补骨脂 20 克。

用法：先将绿豆、百合、白附子、牛膝、补骨脂放入锅中，加水适量煮沸，再将其余药物（可研末）放入煮 5 分钟。将药液倒入浴盆或浴缸，调节水温水量至适宜即可洗浴。

作用：增强新陈代谢，提升机体免疫力。并可使容颜白润细腻。

方二

药物组成：玫瑰花、辛夷各 15 克，细辛、公丁香各 10 克，白芷 90 克，檀香 20 克，甘草 12 克。

用法：上药共研细末，用苏合香油 10 克拌匀放入沸水中，待水温至适中时，进行温浴。

作用：疏通经络，行气活血。

方三

药物组成：荷叶 10 克，泽泻 15 克，防己 15 克，柏子仁 15 克。

用法：先用水浸泡药材 20 分钟，然后开火煮沸，将药液倒入浴盆或浴缸，再放米酒 500 毫升，调节水温水量至适宜，即可洗浴。

作用：疏通经络，行气活血。

方四

药物组成：枸杞子适量。

用法：用枸杞子适量放入水中，煎汤浴身。

作用：延年益寿，可令人皮肤光泽，百病不生。

三、时尚沐浴法

1. 温泉浴　温泉是大自然赐予人类的良药。通常温泉水中含钙、氡、镁、硫等多种矿物质元素，对人体有良好的保健作用。冠心病患者可定期进行温泉浴，不仅对强健循环系统功能、平稳血压有好处，而且长期坚持，可增强体质，提高免疫力。

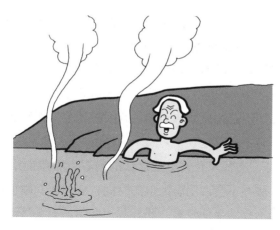

图 11-10

2. 沙浴　在露天浴场，尤其是海边的沙滩上，很多游泳的人将太阳晒热的沙粒作为热敷物，包埋身体进行沙疗，同时用极细的沙土摩擦全身，这即是简单的沙浴。热沙包埋身体对慢性疼痛性疾病有相当好的疗效。用细沙摩擦身体并配合一定的按摩手法还可以治疗关节炎，增强皮肤的抵抗力，放松紧张的肌肉，增强机体的新陈代谢，消除多余的脂肪。沙浴是类风湿性关节炎患者的良好选择。

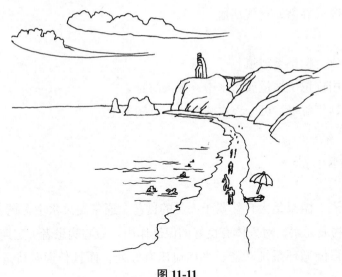

图 11-11

3.泥浴 在非洲、日本、美洲的火山附近，有人利用火山喷发出的热泥浆或海底富含各种矿物质的淤泥进行泥浴。其方法是：选择温度适宜的泥浆场所，然后配合沐浴设备或浴场。先让人们在泥浆中沐浴，并配合一定的按摩手法，然后用热水或洁净水洗净泥浆。这种方式对治疗关节炎尤其有效，对健康人有多种保健意义。不过这种疗法必须要有天然泥浆，泥浆的成分应无毒和无放射性污染，需要有一定设施。

以上我们介绍了这么多有关熏洗疗法的内容，希望能给您的治疗带来帮助。其实，熏洗疗法并不会占用您大量的时间，您只要在睡前或起床后洗上一段时间，就能达到治疗的最佳效果。此外我们介绍的有关沐浴的疗法，希望能给您带去一点启示，那就是多多亲近大自然，让我们在大自然的抚摸中获得身心的健康！

第十二章　类风湿性关节炎的艾灸疗法

什么是艾灸疗法

　　艾灸疗法是传统医学中一种重要而又独具特色的治疗疾病的方法。从古至今传承了几千年。艾灸疗法运用艾灸刺激人体经络腧穴，通过人体经络腧穴的反射传导，使经络通畅，气血调和，脏腑功能平衡，从而达到祛除疾病、恢复健康的目的。"灸"法是古代劳动人民实践中的产物，早在人类懂得熟食后，无意中被火烫了皮肤，同时却解除了身体上某种疾病的痛苦，从而联想到用"灸"来治病。以后又找到艾叶，发现这种植物经加工后，燃烧慢而火力温和，药性温热，能透过皮肤来驱散寒邪，具有通经活络的功效，便当作灸的原料。为了提高疗效，以后又在艾绒中加入其他药末来配制。开始人们都用艾绒直接灸灼皮肤，灸后皮肤往往溃破结疤，后来渐

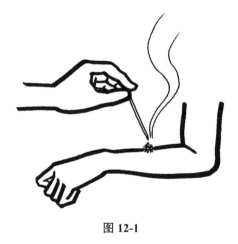

图 12-1

渐改为隔姜、隔蒜间接灸，或直接以艾炷放在皮肤上，等它将要燃尽而病人呼烫的时候才去掉，这种艾灸，灸后皮肤不溃破、不结疤，易为广大病人接受。

小知识

"人于无病时，常灸关元、气海、命门、中脘，虽未得长生，亦可保百余年寿矣。"

——《扁鹊心书》

1.灸法的种类

（1）直接灸

艾炷灸：将艾炷直接放在穴位上燃烧，等到将要燃尽而病者呼烫时取去艾炷，另燃一炷。

艾条灸：是由古太乙针法演进而来，临证时取艾条一根，点燃一端，放在距穴位 1 寸处熏灼，等灸处红润，感到灼热为止。

（2）间接灸：在灸处放药物，隔药用艾炷燃熏，叫做间接灸，例如隔姜灸、隔盐灸、隔蒜灸、隔饼灸等都是。

（3）其他灸法：除了上述的灸法外，还有烧针尾的温针灸，药制如爆竹式的太乙针灸、雷火针灸，局部涂药使发泡的天灸，使用灸筒的温筒灸，以及外科所用的桑木灸法和神灯照等。

2.施灸的程序与标准　施灸的程序与施针的程序大体相同，不多述。灸法的计数以"壮"为单位，每灸一艾炷称为一壮。凡在头面以及四肢末梢等处施灸时，艾炷宜小宜少，背腹肩股部宜大宜多；新病灸时，艾炷宜大宜多，久病宜少宜小；体强者可大些多些，虚弱者应小些少些（老幼也宜适当减小减少）。

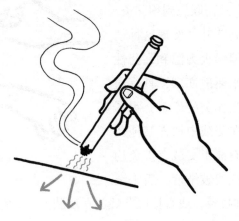

图 12-2

3.施灸的注意事项

（1）防止烫伤：施灸时艾炷要放置平正，防止滚动。艾条灸应不时向上或向左右移动，防止过于灼热，病人呼烫时即应略为抬起，并时时弹去艾灰，注意勿使火星下落，以避免烫伤皮肤或烧坏被褥。

（2）灸后处理：灸治以后，病人被灸的局部皮肤，一般呈现浅红晕，片刻自然消失，无须加以处理。如红晕色深，或有灼痛感，应涂以油膏少许，加以保护。如局部起泡，这就叫"灸疮"，应涂消毒油膏，并以纱布包扎，防止继发的感染，一般7天左右即可自愈，下次改换穴位施灸。

4.灸法的适应证　灸法由于其温热性质，能够温经散寒、扶阳固脱、消瘀散结，适用于慢性、阳气衰弱、虚寒性的疾病。如慢性风湿病、胃痛、腹痛腹泻、痢疾、遗尿、脱肛、崩漏、厥逆、瘰疬、瘿瘤等。灸法亦是很好的保健之法，可激发人体正气，增强抵抗力，无病施灸，可充沛精力、延年益寿。

5.艾灸的禁忌

（1）在饥渴、酒醉、饱食、劳累、愤怒、惊恐、情绪不快和剧烈运动以后，都应禁针灸，酒醉后更绝对禁灸。

（2）孕妇慎灸。禁灸腹部各穴；禁灸三阴交、合谷、肩井等活血力强的穴位（图12-3）。

（3）神经干表浅部分的穴位要少灸或禁灸。

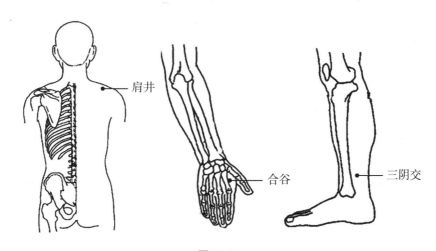

图 12-3

类风湿性关节炎常用艾灸疗法

1. 斑麝泡灸

取穴：患部穴位或痛点。

药物制备：雄黄 30 克，斑蝥 30 克，麝香 10 克。先将雄黄、斑蝥研成细末，用蜂蜜适量拌成糊状，再加入麝香拌均匀，装瓶盖紧备用。

小知识

凡入吴蜀地游官，体上常须三两处灸之，勿令疮暂瘥，则瘴疠温疟毒气不能着人也。

——《千金要方》

方法：找好患部穴位或痛点作记号。将胶布剪成 1 寸大小，正中放米粒大小药糊，对准穴位或痛点将胶布贴好。每次贴 4 ~ 8 个点，全身关节最多可贴 20 个点。

备注：药糊不可涂得太多，避免起大泡引起疼痛。贴后 2 ~ 4 小时有热感和刺痛感，8 ~ 12 小时起泡，不要碰破。斑麝药糊贴穴或痛点必须起泡，不起则无效，无效时要找原因，是否药物失效，或斑蝥用量不足。贴后 1 ~ 7 天不可洗患处，防止感染。若用药过多起泡直径超过 3 厘米，疼痛剧烈时，可挑破放液，涂紫药水即可。

2. 铺灸

取穴：督脉（大椎穴至腰俞穴止）。

时间：暑夏三伏天。

灸料：斑麝粉（方见斑麝泡灸）18 克，去皮大蒜泥 500 克，陈艾绒 200 克。

方法：病人俯卧裸露背部，督脉穴（脊柱）上常规消毒后涂以蒜泥，在大椎穴至腰俞穴督脉经上敷斑麝粉，在斑麝粉上铺 5 厘米宽、2.5 厘米厚蒜泥一条，蒜泥条上再铺上 3 厘米宽、2.5 厘米厚长条艾绒。点燃艾绒，于头、身、尾三点施灸，燃尽后继续铺艾绒灸治（一般灸 2 ~ 3 壮）。灸毕移去蒜泥，用湿热纱布轻轻揩干。灸后皮肤潮红，可起水泡，至第 3 天用消毒针引流水泡液，并搽以龙胆紫药水（隔日 1 次），覆盖一层消毒纱布，直至结痂脱落、皮肤愈合，调养休息 1 个月。

备注：经研究提示，铺灸能影响机体的免疫机能，具有调节机体免疫功能——提高细胞免疫和抑制体液免疫的作用。

3. 艾灸

取穴：患病关节中央距 5 厘米左右。

方法：在患病关节中央距 5 厘米左右的部位用半个米粒大小艾炷灸 3 ~ 5 壮（直接灸）。每天 1 次，10 次为一疗程。

备注：对晨僵、近端指间关节和掌指关节伸侧有色素沉着、关节炎症状（手指关节、足趾关节肿胀、疼痛）均有显著疗效。

4. 熏灸

取穴：至阳、灵台及背部督脉上的反应点。

方法：用普通艾卷加添一个支持与稳定的附件——熏灸器，固定在穴位上，使之作用集中，热力均衡，时间持久。开始时每日早晚各灸 1 次，每次 1 支艾卷，连灸 5 天，症状缓解后每日 1 次。

备注：据观察，本法对消除类风湿因子有效。另外，类风湿性关节炎多由风寒湿邪杂合为病，灸法以温经散寒为其长。因此，临床上为了提高疗效，针法和灸法常常联合应用，以增强温经散寒、通经活络之作用，从而取得相得益彰之疗效。

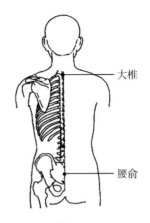

图 12-4

大椎

腰俞

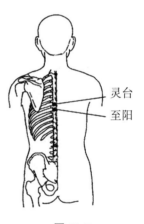

图 12-5

灵台

至阳

第十三章　类风湿性关节炎的饮食疗法

什么是食疗

　　饮食疗法是在中医学理论或现代食品营养学理论的指导下，通过选择食用某些食品来达到治病或养生保健的目的。民以食为天，粮油米面、瓜果蔬菜、油盐酱醋茶，我们每天都要与之打交道。一般来说食疗包括两个主要方法，一是利用食物本身的特性，或直接生食或经过一定的调制烹饪，充分发挥其医疗作用；二是配入适当的中草药，经过特定烹调工艺加工制作成食品，虽然用药，但通过技术处理而赋予食物的形式，也即我们平常所谓的"药膳"。"药膳"包括药食、药菜、药粥、药酒、药茶等。从严格意义上讲，药膳属于药物剂型之一，经过传统饮食烹调技术和现代加工而成为防病疗疾、养生康复和益寿延年的好方法。随着时代的发展和人们对生活质量要求的提高，食疗正在逐渐走向千家万户。

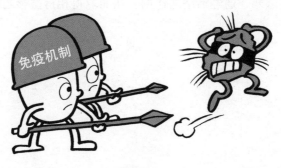

图 13-1

1.中医学对食物的认识　根据中医学的理论，每一种食物均有其"四气"、"五味"，食用后均可作用于相关脏腑，产生一定的保健治疗作用。

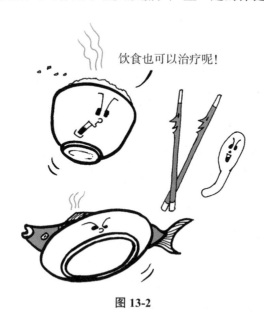

饮食也可以治疗呢!

图 13-2

（1）四气：即寒热温凉四种性质。食物的寒热属性是从食物作用于机体所发生的反应中概括出来的。一般而言，有清热泻火、解毒和平肝安神等作用，或能抑制、损害人体阳气（如脾胃的阳气、心肾的阳气）的食物，其性质是寒凉的，如西瓜、苦瓜、萝卜、梨子、紫菜、蚌、蛤等。反之，有温中散寒、助阳补火和益气等作用，或能助热燥火、损耗人体阴液（如胃阴、肝阴、肺阴）的食物是温热的，如姜、葱、韭、蒜、辣椒、羊肉等。食物中过于寒凉或温热的较少。一些食物寒热性质很不明显，可称为平性。

小知识

　　唐代名医孙思邈在其著作《备急千金要方》中专设"食治篇"，介绍食物在治疗疾病中的作用，认为"安身之本必资于食，食能排邪而安脏腑，悦神爽志以资气血，若能用食平疴，释情遣疾者，可谓良工。"明确指出："为医者当洞查病源，知其所犯，以食治之，食疗不愈，然后命药。"

（2）五味：即酸、苦、甘、辛、咸五种不同的味道。它既是中药学的提纲理论，也是解释、归纳食物效用和选用食疗方的重要依据。汉代"医圣"张仲景曾经说过，所食之味，有与病相宜，有与身为害；若得宜则益体，害则成疾。可见，食物的味直接影响到机体的健康，应引起我们的重视。

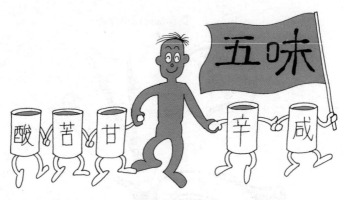

图 13-3

1）酸味：酸入肝，酸涩之味的食物有收敛、固涩的作用，可用于治疗虚汗出、泄泻、小便频多、滑精、咳嗽经久不止及各种出血病证。但酸味固涩容易敛邪，如感冒出汗、急性肠炎泄泻、咳嗽初起，均当慎食。常用的属于酸味的食物有醋、番茄、马齿苋、橘子、橄榄、杏、枇杷、山楂、石榴、乌梅、荔枝、葡萄等。

2）苦味：苦入心，苦味食物有清热、泻火、燥湿、解毒的作用，可用于治疗热证、湿证。苦寒易败胃，脾胃虚弱者宜慎用。常用的属于苦味的食物有苦瓜、茶叶、苦丁茶、杏仁、百合、白果、桃仁等。

3）甘味：甘入脾，甘味食物有补益、和中、缓和拘急、止痛的作用，可用于治疗气虚证。但过食甘味亦可令人生中满。食物中属甘的较多，如莲藕、茄子、胡萝卜、笋、土豆、芹菜、菠菜、荠菜、黄花菜、南瓜、芋头、白菜、栗子、甜杏仁、南瓜、葡萄、大枣、饴糖、小麦等及各种豆类、谷类、鱼类、肉类等。

4）辛味：辛入肺，辛味食物有发散、行气、行血等作用，可用于治疗感冒表证及寒凝疼痛病证。同时辛味食物大多发散，易伤津液，食用时要防止过量。

5）咸味：咸入肾，俗语说："走遍江湖田好，尝遍五味盐好。"咸是百味之首。咸味食物有软坚、散结、泻下、补益阴血的作用。常用的咸味食物有：盐、紫菜、海带、海蜇、海参等。

食疗相对药疗来说，取材、制作方便且美味可口，故被人们广泛应用。从中医学理论与实践来看，几乎所有的食物均可祛病疗疾。食疗的形式不拘一格，可制作成汤、饮、粥、饭、面、饼、膏、酒、羹及各种可口的菜肴，即使配用了苦药，经巧妙烹制，也可变得可口味美，尤为小儿所乐于接受。

2. 食疗的使用原则

（1）因人制宜

1）根据年龄：不同的年龄有不同的生理特征，食疗应根据年龄特征配制膳食。儿童生长快速，代谢旺盛，但稚阴稚阳，易伤食罹虫，故饮食应健脾消食，选食山药粥、蜜饯山楂等，慎食温热峻补食物。老年人脏腑机能减退，气血既衰，宜食温热熟食、易消化而性温滋补之品，忌食黏硬生冷食物。

2）根据性别：男女生理各有特点，尤其女性有经带胎产，屡伤于血，故常血偏不足而气偏有余，平时应食以补血为主的膳食。经期、孕期宜多食养血补肾食物，产后应考虑气血亏虚及乳汁不足等，宜选食益气血、通乳汁的食物如归参炖母鸡、炖猪蹄等。

3）根据体质：体质偏寒的人宜食温热性食物，如姜、葱、蒜、桂圆肉、羊肉等，少食生冷偏寒食物。体质偏热的人宜食寒凉性食物，如绿豆、西瓜、芹菜、梨等，少食辛燥温热食物。体胖之人多痰湿，宜吃清淡化痰的食物，可多吃些纤维素较多的蔬菜，如芹菜、韭菜、笋子等。体瘦的人多火，宜吃滋阴生津的食物，若脾胃功能欠佳者，可常吃山药莲子粥等。健康之人阴平阳秘，气血调和，饮食起居正常。男子多宜滋补肝肾，女子常宜调补气血。

4）根据病情：病情常有寒、热、虚、实的不同，根据不同的情况，选择相应的食物，寒者热之，热者寒之，虚者补之，实者泻之。如寒凉疾病可服姜、酒、羊肉、狗肉等以温热之；燥热疾病可服荸荠、生梨、生藕、香蕉、芹菜、西瓜等以清凉之；实性不通性疾病可服麦芽、山楂、鸡内金、陈皮等以通泄之；气血虚衰性疾病可服当归、人参等以补益之。

（2）因时制宜：天人相应，"四时阴阳者，万物之根本也"，四时气候的变化，对人体的生理功能、病理变化均产生一定的影响。故食疗应注意气候特点。中医学中有"春夏养阳，秋冬养阴"之养生原则。

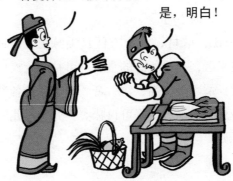

春夏养阳，秋冬养阴。

是，明白！

图 13-4

（3）因地制宜：俗语说："一方水土养一方人。"地域不同，人的生理活动、饮食特点和病变特点也不尽相同，所以食疗应根据不同的地域配制膳食。如东南沿海地区，气候温暖潮湿，居民易感湿热，宜食清淡除湿的食物；西北高原地区，气候寒冷干燥，居民易受寒伤燥，宜食温阳散寒或生津润燥的食物。

3.日常常用饮食性味功效简介

（1）主食类

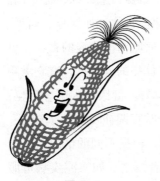

图 13-5

大米：甘，平，健身养胃，止渴，除烦。

糯米：又名江米、元米。甘，微温，暖脾胃，补中益气，缩小便。

小麦：甘，凉，养心除烦，利尿止渴。

玉米：又名玉蜀黍、包谷、苞米。甘，平，调中和胃，降浊利尿。

（2）豆类及油类

花生：又名花生、长生果、落地生。甘，平，润肺止咳，和胃，利尿，止血，催乳。

> **小知识**
>
> 有人研究 1900 名有喝咖啡习惯长达十五年的芬兰人后发现，每天喝咖啡三杯以上的人 0.5% 得了类风湿关节炎。每天喝三杯或不到三杯的人，罹患率是 0.2%。研究揣测，可能是咖啡中未鉴定出的成分，引发类风湿性关节炎的因子（抗体）产生。

花生油：甘，平，滑肠下积。

黄豆：又名黄大豆。甘，平，健脾益气，补养气血。

麻油：又称胡麻油、芝麻油、香油。甘，凉，润燥滑利通便，解毒生肌。

豌豆：又名青豆、雪豆、荷兰豆。甘，平，益气和中，解疮毒，利小便。

赤豆：又名红饭豆、赤小豆、米赤豆。甘、酸，平，除热毒，散恶血，消胀满，利小便，通乳。

蚕豆：又名胡豆。甘，平，健脾胃，和脏腑，止血，解毒。

绿豆：甘，凉，清热解毒除烦，消暑，生津止咳，利水消肿。

（3）蔬菜类

葱：又名香葱、青葱、胡葱、蒜葱。辛，温，发表解肌，利肺通阳，温暖脾胃。

生姜：辛，微温，发汗解表，温中止呕，健胃进食，解毒祛痰。

大蒜：又名胡蒜、蒜头、独蒜、大蒜头。辛，温，抗菌，消炎，解毒，健胃，温阳散寒，活血散痈。

辣椒：辛，热，温中散寒，开胃除湿。

白菜：甘，凉，清热除烦，解渴利尿，通利肠胃。

萝卜：辛、甘，凉，消食顺气，醒酒化痰，润肺止咳，解毒，散瘀，利尿。

芹菜：甘，凉，平肝清热，祛风利湿。

菠菜：甘，凉，敛阴润燥，调中养血。

韭菜：辛，温，温中下气，行血除湿，补肾壮阳。

冬瓜：甘、淡，凉，清热解毒，养胃生津，止渴利尿，减肥健美。

莲藕：甘、涩，寒，生者清热生津，凉血散瘀止血，熟者健脾开胃，补血止泻固精。

（4）肉类

猪肉：甘、咸，平，补益气血，养阴润燥。

牛肉：甘，平，补脾胃，养五脏，益气血，强筋骨，利水湿。

羊肉：甘，温，暖中补虚，益气开胃，强身健体。

鸡肉：甘，温，补血，养五脏，强筋骨，润肌肤，填精髓。

鸭肉：甘，微寒，滋阴补虚，养血健身。

（5）水产类

鲫鱼：又名鲋鱼、脊鱼。甘，平，补益气血，除湿利水。

青鱼：甘，平，益气力，滋阴平肝，逐水除湿。

鲤鱼：甘，平，利水消肿，下气通乳。

虾：甘、咸，温，补肾壮阳，强腰膝，下乳汁，益气血，开胃化痰。

蟹：又名毛蟹、河蟹、螃蟹。咸，寒，清热解毒，舒筋活络，益气养血。

（6）水果类

木瓜：甘、酸，温，平肝和胃，舒筋去湿，消水肿，除胀满，强筋骨。被世界卫生组织评为健康食品中的头号水果。

西瓜：甘，凉，生津止渴，清热祛暑。

草莓：甘，平，生津止渴，止腹泻，健脾润肺。

猕猴桃：甘、酸，寒，解热止渴，利尿通便。有"百果之王"之称。

橘：甘、酸，凉，专入肺胃经，舒肝理气，开胃润肺，生津润燥，止渴，止呕，除烦，解酒。

梨：甘、微酸，凉，生津止渴，清热化痰，止咳，除烦，通便。

苹果：甘、微酸，凉，生津清热，健脾开胃，助消化。

枣：甘，平，温，补中益气，养血安神。

杏：甘、酸，平，生津润肺，理气止咳，健脾开胃。

桃：甘、酸，温，生津除热，活血消积，养肝润肠。

柿子：甘、涩，寒，清热止渴，润心肺，开胃消痰，涩肠止血。

樱桃：甘、辛，平，补中健脾，除热止泻。《别录》云："令人好颜色，美志。"

荔枝：甘、酸，温，补气血，填精髓，止烦渴，益颜色。

类风湿性关节炎的饮食禁忌

"得了类风湿关节炎，要不要忌口？"这是我们经常遇到的问题。目前，民间对风湿病人的饮食忌口问题，有两种说法。一种认为风湿病患者忌口非常重要，如果吃某种食物，病情会加重，而且还道听途说，这也不能吃，那也不可食，从而影响了营养的摄取。但另一种却认为忌口无科学根据，不相信，也不注意。其实这两种说法都不全面。

每一种食物，都有其营养特性，但有了疾病之后，由于病种不同，对于饮食就要有一定的选择，主要考虑疾病的治疗与某些食物是否有矛盾。一般食物与疾病发生矛盾有两方面。一是食物的性质与疾病的性质有矛盾，如病情属热则不可食辛辣刺激之食物，病情属寒，不宜吃生冷清凉之物。二是食物的性质与治疗疾病的药物有矛盾，如服人参类补药，不要吃生萝卜，以免降低药效；患痛风病的患者不宜多吃油腻及豆制品，恐加剧病情发展。因为食物的性味与药物一样，亦有寒、热、温、凉之性及辛、甘、酸、苦、咸之味，所以忌口问题亦无神秘之处。食物之性味与病性相宜者，则对疾病有利，对病情相悖者，则增加疾苦。风湿性关节炎患者如果忌口太严，长年累月，反而影响营养的吸收，于疾病的康复不利。那么，哪些是类风湿性关节炎病人应该忌口的呢？下面我们对其进行分类介绍。

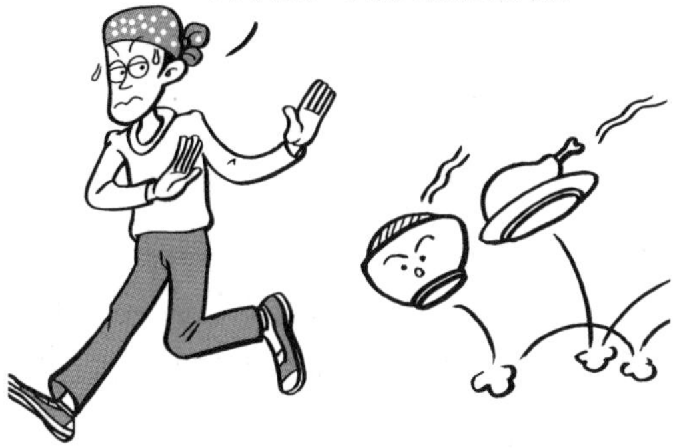

对不起，不能吃这些食物。

图 13-6

1. 不宜过多地吃高脂肪类食物。脂肪在体内氧化过程中，能产生酮体，而过多的酮体，对关节有较强的刺激作用，故患者不宜多吃高脂肪类食物，如牛奶、肥肉等，炒菜、烧汤也宜少放油。

2. 不宜过多地吃海产品。病人不宜多吃海产品，如海带、海参、海鱼、海虾等，因其中含有尿酸，被人体吸收后，能在关节中形成尿酸盐结晶，使关节症状加重。因其中含较高的嘌呤，可能会使关节症状加重。

3. 不宜过多地摄入过酸、过咸的食物。如花生、白酒、白糖以及鸡、鸭、鱼、肉、蛋等酸性食物摄入过多，超过体内正常的酸碱度值，则会使体内酸碱度值一过性偏离，使乳酸分泌增多，且消耗体内一定量的钙、镁等离子，而加重症状。同样，若吃过咸的食物如咸菜、咸蛋、咸鱼等，会使体内钠离子增多，而加重患者的症状。

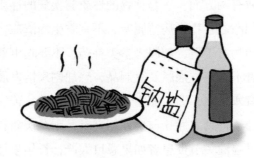

图 13-7

4.不宜过多地进食刺激性强的食品，如辣椒等，尤其是急性期的病人及阴虚火旺型病人最好忌用。

5.不宜过多地摄入糖。这是因为治疗类风湿性关节炎常选用糖皮质激素，导致糖代谢障碍，血糖增高，而脂类食物多黏腻，可使血脂胆固醇升高，造成心脏、大脑的血管硬化，并且对脾胃功能也有一定损害。

6.不宜过多地饮酒。但也有不同观点，需根据病情辨证对待。中医认为酒性辛热，助阳生火，能祛散寒邪，所以一般若病人伴有寒湿的表现时，可饮用一些药酒。而伴有湿热之象的病人，则不适宜于饮酒，因为酒热伤肝，酒湿伤脾，如再浸入附子、肉桂、细辛一类的热药，会加重内热和肿痛。此类病人如欲服药酒，可选择清凉性的药物浸入酒中，使药酒性质偏凉。对于一些不会饮酒的病人，可以稀释或加入调料调味后饮用。

小知识

类风湿关节炎冬令进补规律

1.要增加高热量、高营养、味浓色重、补益力强的食物的摄入量，如羊肉、狗肉等动物性补品。

2.要根据自身情况，确诊虚证所在，有针对性地加以滋补。

3.不可盲目进补。应少食用动物内脏及高嘌呤的食物，防止加重病情。

总之，绝对忌口，但不能过多忌口，对病情有利的食物宜常服，如行痹者多吃豆豉、丝瓜、蚕蛹等；痛痹者可常食用茴香、桂皮、花椒等调味品；热痹者多吃些芹菜、红梗菜、青菜、水果等清凉的食物；寒痹者可常服薏苡仁、扁豆、赤小豆等；凡寒湿痹患者均可以酒、醪等作食物。薏苡仁、赤小豆可化湿退肿，可以煮汤当点心常服。黄芪加薏苡仁可加强渗湿作用，核桃可以补肾健脑，黄花菜可以镇静安寐，均可采用。另外，脾胃虚弱运化乏力者，不宜服阿胶、银耳等补品，食物中坚硬、生冷者及水果中的生梨等均宜少吃；胃酸过多或脘腹饱胀者，不宜多吃甜腻之物，以及牛奶、豆类、豆浆等闭气助胀之品；如果舌苔黏腻，内湿盛者，则不宜吃油腻及厚味之食物，如甲鱼、猪蹄、蹄膀等，以清淡为宜。

类风湿性关节炎的饮食选择

类风湿性关节炎是一种慢性疾病，病人常因关节疼痛、活动减少、常年服药等因素影响食欲与消化功能。而食物又是日常生活所需的营养及能量的主要来源。既然有的食物能够导致加剧类风湿性关节炎，那么肯定有食物能够缓解类风湿性关节炎。下面我们具体介绍一下类风湿性关节炎的病人应该吃些什么。

1. 饮食要根据具体病情而有所选择。类风湿病患者的饮食一般应进高蛋白、高热量、易消化的食物，经过合理的营养搭配及适当的烹调，尽可能提高患者食欲，使患者饮食中的营养及能量能满足机体的需要。中医对类风湿性关节炎病人的饮食还要根据患者的舌苔变化而调整，因为舌苔是脾胃之外候，通过观察舌苔，可以指导病人选择适宜的饮食。如病人舌苔厚腻，食欲不振，切勿再给油腻的膏粱厚味，而可以吃些薏苡仁汤以祛湿；如感冒风寒，舌苔白而润者，可适当吃些温散的食物，如姜汤、姜皮茶等助其辛散；如消化不良，舌苔腻的，则必须给予质软、清淡、易消化的食物，如冬瓜汤、蛋花汤，忌油腻，蔬菜必须烧熟；如舌苔尚净，舌质红者则是有热象，凡热性的食物如葱、大蒜等勿食，可多吃绿叶菜，尤其是清凉的红梗菜或枸杞叶等；舌淡白而脾胃虚弱，大便经常溏薄者，可以吃些红枣汤，糯米粥等。有消化性溃疡疾病的类风湿性关节炎患者，食后饱胀，经常泛酸，则必须少进甜物、酸牛奶等。总之，类风湿性关节炎患者的饮食必须根据患者病情的不同和脾胃运化能力之强弱而有所选择。

2.饮食不可片面，正确对待食补问题。瓜果、蔬菜、鱼、肉、鸡、鸭均有营养，不可偏食。《素问·生气通天论》早已强调"谨和五味，骨正筋柔，气血以流，腠理以密"。对有病之后服药与饮食的关系，《素问·脏气法时论》主张毒药攻邪，五谷为养，五果为助，五畜为益，五菜为充，气味合而服之，以补益精气。这说明了有病除服药之外，还必须有谷、肉、果、菜等以补充营养才能使身体健康。对类风湿性关节炎病人来讲，饮食的面可以广些，则吸取营养可全面些，这样对疾病康复有利。

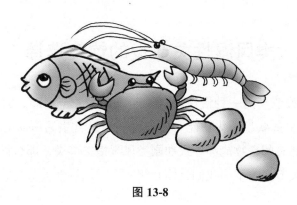

图 13-8

有些人认为，有了病就是虚，应该吃补药，但亦有人主张药补不及食补，这些说法都欠缺全面，我们要正确对待药补与食补问题。《素问·五运行大论》中云："大毒治病，十去其六；常毒治病，十去其七；小毒治病，十去其八；无毒治病，十去其九。谷肉果蔬，食养尽之，无使过之，伤其正也。"类风湿性关节炎患者在漫长的疾病过程中，往往服药过多，脾胃功能失健者不少，因此对药补、食补问题更需要注意。牛奶、豆浆、麦乳精、巧克力以及目前形形色色的营养品，虽然都属食补佳品，但如果患者内有温热，舌苔黏腻，食欲不振，食之反而使病人脘腹饱胀难受，甚至不想饮食。人参、白木耳、阿胶、鹿茸以及层出不穷的补药，虽然表明有益气、补血、养阴、安神等作用，但病未祛除，徒讲补益，反而增加了脾胃负担。有些糖浆、冲剂，味多腻，服之反而壅气助浮，导致胃肠呆滞。更值得一提的是，目前人民生活水平提高，更加讲究食物营养，有些人对鳖（甲鱼）的营养价值大加赞赏，认为其肉有补阴、凉血、益气之功，但因其性冷难化，于脾胃虚弱者，很不适宜。有些家属出于好心，希望类风湿性关节炎病人多吃点营养食物，常劝病人多食甲鱼，到头来患者更加食滞难化，适得其反。因此，进行食补必须请医生指导，如食补不根据患者消化能力而定，妄自食补，导致食而不化，反而增加麻烦。

　　总之，食物要新鲜，荤素要搭配，有病之后，食量不宜过多，以能适合患者口味，能消化吸收为度。

类风湿性关节炎常用药膳

　　中医学认为，医食同源，食物用得适当也可以对疾病的恢复起很大作用。我们的祖先在这方面积累了丰富的经验，早在《黄帝内经》中就很重视饮食对人体健康的作用。它指出，五谷为养，五果为助，五畜为益，五蔬为充，简要地说明了饮食与健康的关系。《寿亲养老新书》说："人若能知其食性调而用之，则倍胜于药也。善治药者不如善治食。"从现代医学观点来看，食疗确有补充人体营养物质，改善病人体质，提高病人抗病能力和防病治病的作用。对于类风湿性关节炎患者来说，经常服用适宜的药膳可起到事半功倍的效果。并且药膳可以起到延年益寿的作用。下面介绍一些可供类风湿性关节炎食用的药膳。类风湿性关节炎患者可根据不同的体质、不同的证型选择不同的食疗方法。

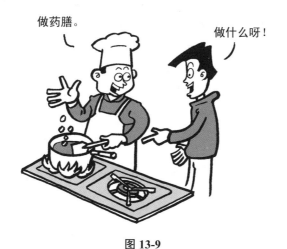

图 13-9

1.风邪痹阻证

（1）防风苡米煎

组成：苡米 30 克，防风 10 克。

做法：将苡米洗净，与防风共煎，取药液约 200 毫升 1 次服用，每天服 1 剂，连用 1 周，停 3 天后可以再用。

功能：散风除湿。苡仁健脾渗湿，通利关节；防风散风止痹痛，是治疗风寒湿痹的要药，而且温而不燥。两药相须为用，性味平和，是治疗风湿痹痛的佳膳，适用于关节窜痛、重着麻木之风痹兼湿者。

（2）五加皮醪

组成：五加皮 50 克，糯米 500 克。

做法：五加皮洗净，加水适量泡透，煎煮 30 分钟，取药液 300 毫升，共煎 2 次，再将煎液和糯米同烧煮，做成糯米干饭，待冷却后加酒曲适量，拌匀，发酵成酒酿。每天随量佐餐食用。

功用：祛风除湿，温经通脉。五加皮是祛风除湿、通利关节的常用药。醪属酒之类，有通血脉、养脾气、祛寒除痹之效。用五加皮制醪，其通利除痹之功更胜。所以凡是风痹身痛、骨节酸痛、筋骨不利者，均可以酌用本方。

（3）川芎白芷炖鱼头

组成：川芎 15 克，白芷 15 克，花鲢鱼头 1 只，葱、姜、盐、黄酒各适量。

做法：川芎洗净，切成片。白芷洗净，切成片。花鲢鱼头去鳃、洗净。川芎、白芷、花鲢鱼头放入锅内，加葱、姜、盐、黄酒、清水（适量），用武火烧沸后，转用文火炖至熟，再加味精即成。

功用：具有镇静、止痛、活血、行气的作用。适用于男女头风，四肢拘挛痹痛者。

2.寒邪痹阻证

（1）葱白粥

组成：葱白 5 克，粳米 50 克。

做法：将粳米洗净煮成粥，临出锅时加入葱白，不拘时服，食后盖上被子取微汗。

功用：具有祛风、散寒、解表的作用。治疗风寒痹证初起，关节冷痛，游走不定。

（2）姜葱羊肉汤

组成：羊肉 100 克，大葱 30 克，生姜 15 克，大枣 5 枚。

做法：加水适量，做汤 1 碗，日食 1 次。

功用：用于治疗寒邪痹阻的类风湿性关节炎。

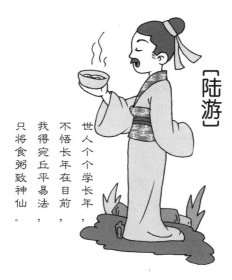

世人个个学长年，
不悟长年在目前，
我得宛丘平易法，
只将食粥致神仙。

【陆游】

图 13-10

（3）乌头粥

组成：香白米 50 克，生川乌末 3 克。

做法：香白米和生川乌末同入锅中，加水 500 毫升，水沸后取微火煮，并下姜汁 1 匙，蜜 3 大匙，煮至米烂为度，空腹服下。

功用：温经散寒，除痹止痛。生川乌辛热，为治寒痹疼痛的要药，取汁以助药力；合蜂蜜以制其毒；以香白米为粥，健脾护胃，便于食用。本粥可以用于寒痹邪实的筋骨剧痛，不得屈伸者。

3. 湿邪痹阻证

（1）果仁排骨

组成：草果仁 10 克，薏苡米 50 克，排骨 2500 克，冰糖 50 克，葱、姜、花椒、黄酒、盐、油、酱、味精、麻油各适量。

做法：将草果仁、苡米炒香后捣碎，再放在锅内加清水适量，用中火煮沸10分钟，取药汁，再加清水煮，这样反复两次，收取药汁3000毫升。排骨洗净，剁成小块。葱切成段，姜拍破待用。排骨、药汁、葱、姜、花椒放入锅内，加清水适量，用武火煮沸后，转用文火煮至排骨七成熟。锅内放花椒、酱油、冰糖、味精，用文火煮至排骨熟，再烹入黄酒，浇上麻油即成。

功用：健脾燥湿，行气止痛，消食和胃。适用于脾虚湿重，骨节疼痛，食少便溏者。

（2）木瓜牛骨汤

组成：木瓜10克，鲜牛骨500克，水发木耳10克，油菜10克，海米10克，香油5克，味精5克，胡椒粉5克，香醋15克，精盐3克，淀粉25克。

做法：将木瓜焙干，研成细面。把牛骨洗净，放入锅内，加入清水，上火烧开，撇去汤上浮末，再加入葱白、姜末继续炖煮，见牛骨表面呈灰白色、发涩时捞出牛骨，汤中加入木耳、油菜片、海米、味精、精盐、木瓜面，开锅后用水淀粉勾芡，再加入胡椒粉、香醋、香油即可出锅。

功用：具有强筋壮骨、利湿舒筋、醒脾和胃的作用。适用于湿痹脚气，足胫肿大，腰膝酸痛，关节肿胀，筋挛足痿等病证。

（3）苡仁炖鸭

组成：嫩鸭1只，苡仁250克，胡椒粉1.5克，味精1.5克。

做法：先将鸭洗净，入沸水锅中氽一下，放入锅内，加入清水2000毫升和淘洗干净的苡仁，用旺火烧沸，改小火以保持沸腾，炖至肉烂即可。出锅前加上胡椒粉、精盐和味精，即可食用。

功用：具有消水肿、利肠胃、除湿痹的作用。

4. 风湿热郁型

（1）玄参猪肝

组成：玄参15克，鲜猪肝400克，圆葱15克，胡萝卜10克，酱油10克，白糖3克，绍酒15克，姜末3克，淀粉15克，香油5克，蒜末2克，味精3克。

做法：将玄参焙干，研成细面。圆葱去老皮，切成片。胡萝卜洗净，去皮，切成小象眼片备用。把猪肝切成柳叶片，收入碗内，加入10克干淀粉拌匀。用一小碗，碗内加入酱油、白糖、绍酒、玄参面、水淀粉，对成芡汁备用。炒勺放炉火上，内加750克熟油，烧六成热时把浆好的猪肝片下油滑开，起炒勺倒入漏勺内，原炒勺内留 10 克油，下圆葱片、胡萝卜片、姜末翻炒断生时，再放入滑好的肝片，翻炒几下，把对好的芡汁搅拌均匀，泼入勺翻炒均匀，加入蒜末，淋入香油即可装盘食用。脾胃虚寒，食少便溏的患者忌用。

功用：清热凉血，滋阴明目。适合于风湿热郁伤阴关节痛，心烦口渴，夜寐不宁，自汗盗汗，津亏便秘，头晕目眩等。

小知识

日饮橙汁预防关节炎

研究发现，日常食用果蔬中一些类胡萝卜素可以在人体内发挥抗氧化效应，减少人体关节发炎的几率。类胡萝卜素是一类黄色至红色的色素，在橙子等水果中含量丰富。

（2）木瓜汤

组成：木瓜 4 个，白蜜 1000 克。

做法：将木瓜蒸熟去皮，研烂如泥，白蜜炼净，将两物和匀，放入净瓷器中盛之。不拘时服。

功用：通痹止痛。凡属湿热阻滞经脉而引起的筋骨疼痛，可服用此方。

（3）苡仁丝瓜汤

组成：苡仁 150 克，薄荷 15 克，豆豉 50 克，丝瓜 100 克。

做法：将薄荷、豆豉择洗干净，放入锅内，加水 1500 毫升，煮沸后用文火煎约 10 分钟，滤汁去渣。苡仁、丝瓜洗净后倒入锅内，注入药汁，置火上煮至苡仁酥烂。食用时可以酌加糖或盐调味，空腹服。

功用：清热利湿，解表祛风。适用于湿热痹证兼有表证的患者。

5. 寒热错杂证

柳芽茶

组成：柳芽 2 克，茶叶 3 克。

做法：上药以沸水浸泡代茶饮，每日 1 剂。

功用：祛风除湿。

6. 热毒痹阻证

（1）小檗炖肉

组成：小檗根 15 ~ 30 克，瘦猪肉适量。

做法：将小檗根洗净、切片，瘦猪肉洗净、切片，加水炖至肉烂熟，去药渣，吃肉喝汤，连服数日。

功用：清热，解毒，燥湿，补虚。

（2）桑枝鸡

组成：老桑枝 60 克，绿豆 30 克，鸡肉 250 克。

做法：鸡肉洗净，加水适量，放入洗净切成段的桑枝和绿豆，清炖至肉烂，以盐、姜等调味，饮汤食肉。

功用：清热解毒，通痹止痛。

（3）石膏粳米汤

组成：石膏 30 克，桂枝 10 克，粳米 100 克，砂糖适量。

做法：先煎石膏、桂枝，取汁与粳米煮为粥。粥熟调入砂糖，稍煮即可，每日分 2 次服。

功用：本方清热、祛风、利湿，适用于热痹证，临床主要表现为关节疼痛，局部灼热红肿，痛不可触，伸屈艰难，遇凉痛减，常涉及一个或多个关节。

7. 痰瘀互结证

（1）桃仁粥

组成：桃仁 15 克，粳米 160 克。

做法：先将桃仁捣烂如泥，加水研汁，去渣，用粳米煮成稀粥，加入桃仁水汁，稍煮即可食用。

功用：活血化瘀，通络止痛。

（2）萝卜粥

组成：大萝卜 1 个，白米 50 克。

做法：先煮萝卜，熟后绞汁去渣，用萝卜汤煮米成粥，晨起作早餐食。

作用：消食祛痰化浊。

8. 肝肾阳虚证

（1）甲鱼杞山贞子汤

组成：甲鱼 1 只，枸杞子 30 克，山药 45 克，女贞子 15 克。

做法：将甲鱼宰杀，洗净，取肉切块，女贞子用纱布包好，山药洗净切片，同枸杞子共入锅中，加水适量，共炖熟烂，弃药包。饮汤食甲鱼肉，每日分 2 次。

功用：补肝益肾。

（2）羊肉补阳汤

组成：怀山药 100 克，羊瘦肉 500 克，菟丝子 10 克，羊脊骨 1000 克，肉苁蓉 20 克，粳米 100 克，核桃仁 2 个，葱白 3 根，生姜、花椒、料酒、胡椒粉、八角及食盐各适量。

做法：将羊脊骨剁成块，用清水洗净；羊瘦肉洗净后，汆去血水，再洗净，切成条块；将怀山药、肉苁蓉、菟丝子及核桃肉用纱布袋装好并扎口；将生姜、葱拍破。将中药、食物和粳米同时放入砂锅内，注入清水适量，武火烧沸，去浮沫，放入花椒、八角

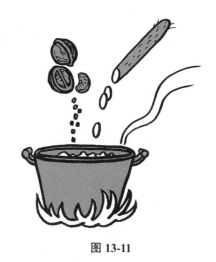

图 13-11

及料酒，改文火继续煮，炖至肉烂为止。出锅装碗后，加胡椒粉、食盐调味。

功用：补肾壮阳。

（3）补腰猪髓汤

组成：猪骨髓 1 条，补骨脂 9 克，杜仲 15 克，油、盐适量。

做法：先将猪骨髓洗净，与用料一起放入砂锅中，加适量清水，煮 1 ~ 2 小时，调味便成。

功用：补肾壮阳，强筋骨。

9.肝肾阴虚证

（1）天麻猪脑

组成：天麻 15 克，猪脑 1 个（约 200 克），绍酒 5 克，白糖 5 克，葱 5 克，姜 3 克，味精 2 克，香油 2 克，精盐 2 克，花椒 10 克。

做法：将天麻洗净，放入碗内，加入绍酒、白糖上屉蒸透（约 40 分钟），取下切片备用。将猪脑放入砂锅内，加入花椒水、葱、姜片、精盐、开水 250 毫升，上火炖熟，拣去葱段、姜片，再加入天麻片、味精，开锅后淋上香油，即可上桌食用。

功用：具有息风止痉、补精填精的作用。适合类风湿性关节炎阴虚肝阳

上亢者。

（2）玄参羊肝

组成：玄参15克，新鲜羊肝150克，青菜心10克，绍酒5克，白糖3克，酱油5克，味精3克，香油3克，淀粉10克，葱、姜、蒜末各2克。

做法：将玄参烘干，研成粉面，羊肝切成柳叶片。青菜心洗净，放开水锅内烫一下备用。用一小碗，加入玄参粉、白糖、酱油、味精和半勺清汤调成卤汁备用。炒勺内加1斤油，烧六成热时，把羊肝片加点干淀粉抓匀，放入油勺内冲炸一下，起勺倒入漏勺内，原热勺内留少量油，用葱、姜炒锅，加入青菜心和滑好的肝片，翻炒几下，烹入绍酒，再将对成的卤汁泼入勺，放入蒜末，淋入香油，即可食用。

功用：具有滋补肝肾、养血明目的作用。适合于肝肾精血虚损之类风湿性关节炎病人服用。

（3）地黄牛肉

组成：熟地黄15克，鲜牛肉70克，猪肉30克，海米10克，大头菜叶5片，精盐2克，味精3克，葱末3克，姜末2克，花椒面1克，香油5克，绍酒10克，白糖5克，淀粉10克。

做法：将地黄洗干净，放入碗内，加入绍酒、白糖上屉蒸透，取出剁成碎末备用。海米用开水泡开，剁成末。大头菜叶洗净，放开水锅内烫一下捞出，用凉水过凉，控干备用。将牛肉和猪肉剁碎，收入碗内，加入海米末、精盐、葱姜末、味精、花椒面、香油，搅拌均匀成馅，把菜叶铺平，将肉馅抹上卷成小指粗的卷，码在碗内，上屉蒸熟，取出扣入凹盘，汤汁倒入炒勺内，上火烧开，加入味精，用水淀粉勾芡，淋入香油，起勺浇在肉上，即可食用。

功用：具有滋阴血、补脾胃、强筋骨的作用。适合于肝肾阴血亏虚的类风湿性关节炎病人食用。

10. 气血亏虚证

（1）十全大补汤

组成：猪肉500克，猪肚50克，墨鱼50克，党参10克，炙黄芪10克，肉桂3克，熟地15克，炒白术10克，炒川芎6克，当归15克，酒白芍10克，茯苓10克，炙甘草6克，姜30克，猪杂骨、葱、花椒各适量。

做法：将党参、炙黄芪、肉桂、熟地、炒白术、炒川芎、当归、酒白芍、茯苓、炙甘草装入纱布袋内，扎紧袋口。猪肉、墨鱼、猪肚、猪杂骨、纱布药袋放入锅内，加清水适量，放姜、黄酒、盐，用武火烧沸后，转用文火煨炖，待鱼、肉熟烂时捞出，切成条，再放入汤内煮沸即成。纱布药袋捞出不用。每日 2 次，早、晚各 1 次。

功用：具有双补气血的作用，适用于气血俱虚的类风湿性关节炎病人。

（2）牛肉香菇汤

组成：牛肉 200 克，香菇 25 克，油、味精各适量。

做法：将牛肉洗净，冷水浸泡，切片。香菇洗净，用水泡软，将两物加水煲汤，待熟烂后，加入盐、油、味精调味。

功用：具有补脾胃、益气血的作用。适用于气血亏虚的类风湿性关节炎病人。

（3）益寿鸽蛋汤

组成：枸杞子 10 克，龙眼肉 10 克，制黄精 10 克，鸽蛋 4 个，冰糖 50 克。

做法：将枸杞子、龙眼肉、制黄精洗净切碎，待用。将冰糖敲碎，装在碗内。锅置中火上，注入清水约 750 毫升，加入以上三味药物同煮沸 15 分钟，再把鸽蛋打破后逐个下锅，并放入冰糖，同煮至熟。

功用：具有补肝肾、益气血、润肺滋阴的作用。用于治疗气血亏虚导致的手足麻木、肿痛的痹证。

第十四章　类风湿性关节炎的运动疗法

什么是运动疗法

　　运动疗法，顾名思义即是通过采用各种运动的方式达到强身健体或治疗疾病目的的方法。在各种自然疗法中，运动疗法最能调动患者自身能动性，锻炼精神与意志，积极乐观地与疾病做斗争。往往在不经意的运动中，疾病便悄然遁形。既健身又炼心的运动疗法，在社会生活节奏日趋加快、竞争日趋紧张激烈的今天，受到越来越多现代人的青睐。

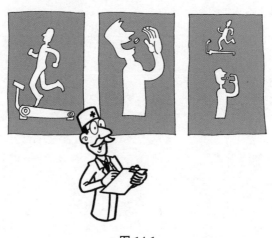

图 14-1

一、运动的生理功效

　　动物界有一个有趣的现象，那就是野生动物比家养动物寿命长。例如野兔平均可活 15 年，而家兔只能活 4～5 年。为什么会这样呢？除了生活空间相对广阔外，动物学家认为，野生动物为了寻食、自卫、避敌、摆脱恶劣气候的侵害，经常要东奔西跑，身体得到了很好的锻炼。这样一代一代传下去，体质变得越来越好，寿命自然比家养动物长。家养动物活动空间狭小且无食物之忧，种群会逐渐退化。那么人呢？道理其实是一样的。调查表明：坚持从事适量运动的人，比不参加运动或偶尔运动的人死亡率低 1.5 倍，其心脑血管病、糖尿病、癌症、老年性痴呆的发病率明显降低，其寿命可延长 4～6 年。生命在于运动，运动是养生保健的根本。那么运动对人体会产生哪些影响呢？

> 小贴士
> 　　丝不织不成网，铁不炼不成钢；身体不炼不结实，意志不炼不坚强。

　　1.运动可促进新陈代谢　运动可使呼吸加快，心跳加快，吸入更多的氧气，排出更多的二氧化碳；扩张毛细血管，加快血液循环，促使机体代谢产生的垃圾及时通过循环呼吸系统排出体外，给机体内部一个清新平衡的环境，从而使机体趋向健康。

　　2.运动对身体各系统的影响　运动可以提高心血管机能，扩张冠状动脉，使心脏的血液供应得到改善，还可降低血脂，从而防治动脉硬化，使全身血管弹性增加；运动能改善人体呼吸机能，提高肺活量，经常运动锻炼，又可增强机体的抵御外邪功能，适应气候变化，从而有助于预防呼吸道疾病；运动可促进消化，增强脾胃功能；新陈代谢产生的废物大多通过肾脏排泄，因而运动可通过增进新陈代谢而增进肾脏的排泄功能；反复的肌肉运动能提高大脑皮层兴奋与抑制的协调性，从而可改善神经系统的调节能力。

　　3.运动可带来美好的心情　运动能够愉悦身心，实践中我们都会有体会。什么道理呢？中医学认为形和神是统一的，体内的代谢废物增多时，人的"神"往往也会疲惫不堪，心情会郁闷，这时候如果跑跑步，打打球，运动一下，促进新陈代谢，使体内废物及时排出体外，郁闷的心情就会一扫而光，代之以轻松和愉快。国外有谚语说："运动是世界上最好的安定剂。"近年来神经心理学家通过实验证明，肌肉紧张与人的情绪状态有密切关系。不愉快的情绪通常和骨骼肌肉及内脏肌肉绷紧的现象同时产生，而运动能使肌肉在一张一弛的条件下逐渐放松，有利于解除肌肉的紧张状态，从而减少不良情绪的发生。

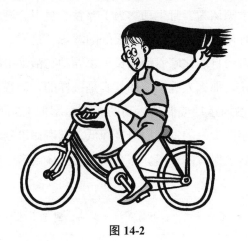

图 14-2

二、运动疗法的特点

运动疗法是一种主动疗法，它要求患者主动参加运动，养成运动的习惯，通过锻炼，调节情绪，增强信心，促进机体康复；运动疗法是一种全身疗法，不但对局部器官组织起到锻炼作用，还通过神经反射、神经体液调节机制改善全身机能，提高免疫力，促进患者的自身康复；运动疗法是一种功能疗法，通过体育运动，可使衰退的功能得到增强，使有缺陷的功能在一定程度上得到改善；运动疗法更是一种自然疗法，它利用人类固有的自然运动功能作为治疗手段，老少皆宜，只要方法得当，既不会产生副作用，又能达到增进健康的目的。

三、运动疗法的原则

1.适度原则　任何事情都要讲究一个"度"，运动更是如此。适度的运动有益于人体健康，而超过了这个度，则是过犹不及，竞技体育中许多猝死案例足以说明这一点。那么如何掌握这个度呢？在实际运动中，可通过控制运动时间和运动强度来掌握。一般运动时间可限定在半小时到 1 小时内，或根据个人的具体情况来定。运动的强度可从以下两种方法来自行测定和控制。

小知识

类风湿性关节炎病人出游要注意

1. 避免过度疲劳。

2. 保持均衡饮食，减少脂肪、胆固醇、氯化钠和糖分的摄入。

3. 保证充足的睡眠。

4. 注意随时保护关节，减轻负重。

5. 尽量注意不要爬山。

6. 最好能带一些骨关节炎的消炎止痛药，以便疼痛时使用。

（1）自觉用力评分法：凡是运动，随着活动强度的加大，人的感觉会从"很轻松"和"比较轻松"到"有点累"和"比较累"，进而达到"很累"。运动中感到"有点累"的强度实际上已经达到了有氧运动强度的要求。这在科学上称为自觉用力评分法，也是人人可以掌握的一种锻炼方法。

（2）谈话试验法：在运动时你如果上气不接下气，说明你的运动强度过大。你在运动时必须感到"有点累"，同时，又能够和身旁的同伴讲几句话，说明运动强度适宜。

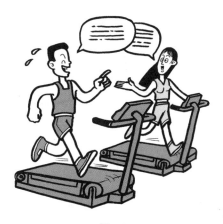

图 14-3

2.因人而异原则　运动疗法也是因人而异的。每个人的性别、年龄、职业、胖瘦、高矮、病情等等都是不同的，因而要根据个体情况选择适宜的运动疗法。相对来说，年轻的、身体较壮的、病情较轻的可选择运动量大的锻炼项目，如长跑、球类等；年老的、身体较虚弱的、病情较重的，宜选择动作缓慢柔和、肌肉协调放松、全身能得到活动的运动，像步行、太极拳、慢跑等。每个人工作性质不同，所选择的运动项目亦应有别，如售货员、理发员、厨师要长时间站立，易发生下肢静脉曲张，在运动时不要多跑多跳，应仰卧抬腿；经常伏案工作者，要选择一些扩胸、伸腰、仰头、远望的运动项目。总之，因人而异是运动疗法的基本原则之一。

3.因时而异原则　许多运动只要方便是随时可以进行的。但运动时间不同，往往对身体产生的影响也不尽相同。一个健康的成年人每分钟呼吸16～20次，一天吸入空气十多立方米。而运动时，由于代谢的需要，吸入的空气往往是正常状态下的2～3倍。所以锻炼时环境与时间的选择显得尤为重要。为使运动达到最佳效果，有必要研究一下最佳的运动时间，尤其是户外运动。通常居住在城市里的人们认为早晨的空气经过一夜的沉淀而洁净清新，故在这时运动对人体最好，其实不然。气象专家告诉我们，在一般情况下空气污染每天有两个高峰期，一个为日出前，一个为傍晚。特别是冬季，由于冷高压的影响污染更为严重，有害气体要高出正常情况下的2～3倍。

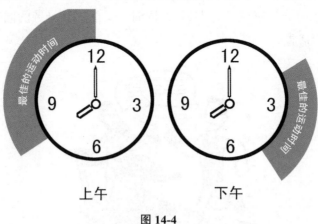

图 14-4

在冬季，清晨寒冷的空气对刚从温暖的家中走出来的老年人尤为不利，冷空气突然的刺激会使人体血管急剧收缩，从而易于导致各种心脑血管疾病的急性发作，危及生命。故早晨运动并不是明智的选择。人体研究表明：每天8～12时和14～17时，是肌肉速度、力量及耐力等人体机能处于相对最佳状态的时间段，人的感觉最灵敏，协调能力、体力的发挥和身体的适应能力最强，并且这时心率及血压上升率最平稳，这时锻炼对身体健康更有利；而3～5时和12～14时，人体机能处于相对最低状态，锻炼时易出现疲劳，如果"负荷量"过大，发生运动损伤的概率就比较大。因此最佳的运动时间最好选择在上午的8～12时和下午的14～17时这两个时间段。另外，还要根据个人具体的病情来选择具体的时间，如消化系统疾病要避开饭前时间，失眠选择黄昏前的时间运动等等。

4.坚持原则　运动疗法不是一朝一夕的事情，贵在有恒心，坚持不懈。

小知识

冬天的户外锻炼会得关节炎吗？

经验证明，冬天经常进行户外体育锻炼，体温调节的能力可以得到提高，中枢神经系统和内脏器官的机能得到改善。由于体质增强，人体适应寒冷和抵抗疾病的能力都随之提高，所以也就不容易得关节炎了。

四、运动疗法要注意的细节问题

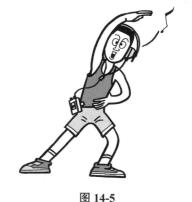

1.每天进行运动时，可以灵活掌握，不刻意固定时间，但一定要有恒心，坚持不懈。

2.运动时要选择氧气充足、空气清新的地方。

3.运动前一定要热身，活动活动一下四肢，逐渐进入运动状态。

4.由于运动中出汗会大量损耗体内液体，从而使力量、速度、耐力及心脏的输出能力都

图 14-5

有所减弱，故在运动前1～2小时、运动中及运动后都要饮用适当的净水，不要到口渴时才喝水。

5.进行户外运动时，尤其要注意气候的变化，随身携带衣物及时增减，

避免受凉感冒。

6.另外,条件允许,可根据运动的项目来选择合适的背景音乐来陪伴你进行运动。美国马里兰州立大学的一项课题研究表明,音乐是运动过程中最有力的驱动工具。在运动过程中如果有音乐伴奏,会增加运动的频度,延长每次运动的时间并且加大练习的强度。此外,听音乐的同时还可体味运动过程中自我陶醉的乐趣,使你获得更好的运动效果。这是因为美妙的旋律会一直萦绕在你的脑海中,驱动你的身体在舞动,随着完美的节拍,达到最理想的效果。

类风湿性关节炎常用运动疗法

很多人认为患了类风湿性关节炎就等于从此与运动无缘了。其实不然,除了在类风湿性关节炎的急性发作期以外,科学的运动能够使关节的活动能力增强,而且还可以预防畸形。俗话说得好:"生命在于运动。"医学之父希波克拉底讲了一句话,流传了两千多年。他说:"阳光、空气、水和运动,是生命和健康的源泉。"你要想得到生命和健康,就离不开阳光、空气、水和运动,说明运动和阳光一样。或许有人会说,"我每天都在工作,已经够疲劳的了,怎么还要运动呢?"其实这些都是日常生活的活动,不能算是运动,一般来讲运动是指连续进行并持续一定时间、有一定强度的体育活动,如每天坚持30 ~ 45分钟以上的挥动双臂增加肩和胸部力量的运动、快步行走的运动。或者无论是在环境优美、绿树葱郁的公园里散步,还是在跑步机上行走的活动等都是运动。

运动疗法对类风湿性关节炎患者的身体的影响是巨大而且有益的。运动疗法可以维持关节的活动性,改善关节功能,防止关节畸形的发生;并且它能够增强肌肉的力量,防止肌肉萎缩,肌腱、韧带及关节囊挛缩;抑制关节周围结缔组织的过度伸展或变长;改善病变局部的血液循环,

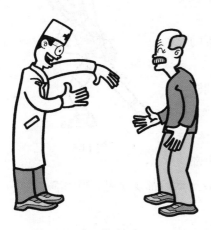

图 14-6

减轻关节肿胀。但是，进行运动疗法也应该注意几点。首先，患者应该进行详细的身体检查，请您记住不是所有的类风湿性关节炎患者都可以进行运动疗法的，不仅包括关节疾病的进展情况，还包括全身的身体状况，如心血管和呼吸系统情况，身体的营养状态及耐受能力。老年的患者尤其应该注意。另外您在进行运动疗法之前必须咨询一下专业的康复治疗师，在治疗师的协助和指导之下进行；一旦您已经知道自己患了类风湿性关节炎，您应该及早的进行运动治疗；不要活动几下就放弃了，应该保持一定的活动量，以轻微的不超过 2 个小时的疲劳感为标准；有些人可能每天只是跑跑步，然后就觉得很单调，容易产生厌烦感，所以我们要求运动的形式要丰富多样，这样可以充分调动病人的积极性。

在类风湿性关节炎的急性期，病人要绝对卧床休息。在类风湿性关节炎的稳定期，受累关节可以做一些主动运动和被动运动，这样可以促进血液循环，消除水肿，松解粘连的组织，伸展轻度痉挛的组织，并且有温和的牵拉作用，可以增加关节的活动度。另外可以做一些锻炼耐力的运动，如走路、慢跑、游泳等运动。

一、被动运动锻炼

一般是指患者的家属或者是治疗者移动患者的肢体，让患者的肢体可以做屈伸等形式的活动，患者没有主动的肌肉收缩，这种锻炼主要用于有挛缩倾向的关节。可以配合热疗，在矫形手术或者关节成形术后治疗。它的基本要点是固定，可以减少关节负重，缓解疼痛，促进静脉回流。固定的时候可以辅助做牵引，包括水下牵引。对神经根压迫、假性颈、腰神经根综合征，被动活动可以改善关节活动度和挛缩，加强肌肉的神经支配，刺激局部循环。可以用摆动、震动、牵张等形式进行。

二、主动运动锻炼

当患者的关节炎症得到控制之后，就可以进行主动运动。最好在刚洗完热水澡后患者感觉最佳时进行。刚开始的时候，活动量不要太大，逐渐加量。

主动运动包括有静力锻炼、自主的主动运动疗法、协助运动疗法、有阻力的锻炼等。

1.静力锻炼　是指只有肌肉收缩，肌肉收缩的时候肌肉的长度基本不改变，没有关节活动。这种锻炼对于关节的刺激比较小，适用于保持和恢复患者的肌力。在类风湿性关节炎患者中，肌力的减退和关节功能的减退非常常见。对于关节病变较轻或者中等的患者，每次收缩6分钟，两次收缩间隔20秒钟，1～6次/天。静力锻炼可以借助有弹性的带子增强锻炼。

2.动力锻炼　肌肉收缩的时候，肌肉中止点的两端缩短接近，叫做等张性收缩或向心性收缩。肌肉收缩的时候，肌肉中止点的两端逐渐身长叫做离心性收缩。肌肉收缩的时候伴有肢体移动和关节在其正常活动范围内活动。动力锻炼一般在关节炎控制后，通过静力锻炼后肌力已经达到一定水平时才进行。动力锻炼的时候一般不要引起疼痛。一般的日常生活活动都可以成为动力锻炼的形式。

（1）关节操：可以做一下各个关节的运动，下面介绍几种：

指关节操：握拳和手指平伸交替运动。握拳的时候可以紧握铅笔或者粗一点的棍棒；平伸的时候可以将手掌和手指平贴桌面，或者两手用力合掌。

腕关节操：双手合掌，反复交替用力向一侧屈曲，也可以紧握哑铃做手腕伸屈动作。

肘关节操：手掌向上，两臂向前平举，迅速握拳和屈曲肘部，努力使拳达肩，再迅速伸掌和伸肘，反复进行多次。然后两臂向两侧平举，握拳和屈肘运动如前。

肩关节操：一臂由前方颈肩上方伸向背部，手掌触背，同时另一臂从侧下方伸向背部，手指触背，尽量使两手手指在背部接触，每天反复多次。

踝关节操：坐位。踝关节分别作屈伸及两侧旋转运动。

膝、髋关节操：下蹲运动和向前抬腿运动，每回重复活动10～15次，每周2～3次。

（2）作业疗法：是让病人参与不同的作业，参加一定的生产劳动，来治疗疾病的一种方法。本疗法又叫劳动疗法，简称"工疗"。作业疗法不仅能够促进人体身心健康，减轻或纠正病态状况，为将来重返生产岗位做准备，而且可以恢复和加强病人社会活动的能力，学习一定的生产技能，帮助患者建立

一个良好的社会环境，使病人感到生活丰富多彩，
有用于社会，幸福愉快，从而增进健康，促进疾
病康复。

　　生产劳动的内容可分为室内作业和室外作业
两种。室内作业如编织、刺绣、雕塑、油漆、缝
纫、作画、糊纸盒、糊纸袋、做家具、做儿童玩
具、磨豆腐、做糕点等。室外作业如种植树木、
花草、蔬菜，饲养鸡、兔、牛、羊，及田间劳动
等。采用作业疗法，应该根据病人的性别、年龄、
爱好、职业、体力、兴趣、文化水平等具体情况，
确定具体的、符合病情需要的生产劳动。在作业

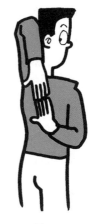

图 14-7

疗法中，医生和亲友要做好精神鼓励和思想工作，并注意劳动安全。

　　（3）日常生活活动训练：类风湿性关节炎病人，尤其是晚期的患者出现
某种残废时，其日常生活活动，包括衣、食、住、行、个人卫生所必需的基本
动作和技巧，是康复治疗的重点内容。

　　病人的日常生活活动训练的目的，是为了使病残者无论在家庭或者社会，
都能够不依赖他人而独立生活。日常生活活动包括起床、穿脱衣服、清洁卫
生、饮食、上厕所、上下楼梯或乘坐轮椅等都是不可缺少的。

　　如果患者一侧上肢的关节活动不灵，但是另一侧仍然能够相对自如的活动，
患者必须掌握并习惯单手穿、脱衣物。穿着衣物应该先穿患病侧无法正常活动
的肢体，然后穿健康一侧的肢体。脱下时应该先脱
掉健康一侧的衣袖，然后再脱患病一侧的衣袖。

　　造成患者进餐困难的是手指关节、腕关节、
肘关节、肩关节的病变，这些非常容易受骨关节疾
病侵袭的部位的病变可以给患者的生活带来许多的
困难，而这些关节的受累又往往是呈对称性的。如
果病人不愿意接受家人的喂食，可以自制或者购买
特殊形状或用途的餐具，以便于病人自行用餐。

　　如果病人颈背、脊柱关节发僵，可以将洗脸
盆放在高矮合适的小凳子上，病人取坐位洗脸刷

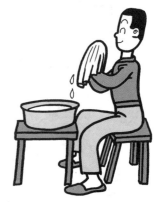

图 14-8

牙。洗澡时使用特殊的洗浴工具协助动作的完成。如肩、肘关节无法在正常范围内完成动作，可以使用加长手柄的浴刷擦洗背部。

全身关节病变严重，局部关节病变严重，活动受碍者，行走困难。当患者属于上述情况中的一种且不愿意在床上排便，可以在床旁放置便器。

上下楼梯可以使用手杖，上楼的时候，手杖和活动自如的健侧腿先放在上级台阶；伸直健肢，将病腿提上台阶。下楼的时候，手杖和病腿先下一级台阶，然后健侧腿迈到同一台阶。

> **小知识**
>
> **养生健身四方五术**
>
> 饮食适度，起居有常，顺乎自然，心情舒畅；早晨叩齿四十九，人到老年好牙口；饭前开怀大声笑，活动肠胃胜吃药；天天摩面天天笑，人到老年皱纹少；早晚揉眼三十下，人逾古稀眼不花；金唾玉液肚里咽，脾健肠健胃也健。

3.耐力锻炼　是一种运动量较大的运动，适用于风湿病患者的恢复期，主要包括走路、慢跑、游泳等。这种锻炼方式不仅能够增强体质，而且还可以加快血流，扩张血管，促进局部和全身的血液循环，使肌纤维增粗，并且可以促进关节滑液的分泌，改善软骨营养，使挛缩和粘连的组织伸张并维持于正常的形态，进一步改善关节功能。这些效果单靠医药是达不到的，必须通过适当的耐力锻炼才能达到。

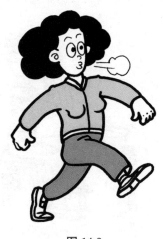

图14-9

（1）走路：说起走路，很多人不屑一顾，谁不会走路啊？是啊，健康的人谁都会走路。但现在走路的人却越来越少了。随着现代化交通工具的出现，人们已经习惯于下楼坐电梯、出门就打的的生活，能乘一定交通工具的就尽量不去靠两条腿。实际上，从生理结构上看，整个人的身体结构就是为步行设计的，步行运动是世界上最好的运动。也许有人会说，过去的社会节奏缓慢，交通不发达，人们无论去多远的地方，除了马车能代步，别无他法，跋山涉水就得靠两条腿，现在的社会生活节奏多快啊，交通又这么发达，哪有那么多时间浪费在走路上呢？其实不然。远离了步行，人走路的生理功能也就在逐步退化，人也就在逐步远离健康。这决不是危言耸听。《水浒传》里有个神行太保，日行三百里，虽是小说里的刻画，但古人走路确实是交通的主要方式，整体上步行能力都是很强的，现在的人走上 10 里路，可能就走不动了。有时间没时间并不是一个主要问题，上班族每天早出门几分钟，就能步行上一段距离，退休的人就更有时间去步行了，出门买菜，去幼儿园接孩子都可选择步行。当然这是在日常生活的点滴中体现。还可以每天有计划有规律地进行走路锻炼。专家建议我们，可以选择"三、五、七"，即每天应可以步行 3 公里、30 分钟，每周至少运动 5 天以上，步行不需要满负荷，只要达到七成就可以起到防病健体的作用。类风湿性关节炎患者采用步行疗法时，只要逐渐延长路程，逐渐加快速度，逐渐减少中途休息的次数和时间，就可以增强体力负荷能力。经过一段时期的锻炼后便能自在地在 1.5 小时至 2 小时内走 4 ~ 8 公里，为了避免体力负荷过重，可以将每天 1 次步行的距离分为 2 次完成，但都需要在自我感觉良好的状态下进行。若是出现气短或胸闷，应立即休息或放慢步行的速度。

（2）慢跑：目前，世界上正出现一种"跑步热"。美国目前每 4 人当中就有 1 个人在坚持每天慢跑。美国前总统卡特，他在 34 岁时便开始慢跑，当选总统后，每天沿着白宫周围慢跑 1.5 ~ 3 千米，他还参加过纽约的马拉松比赛，成为世界上第一位参加马拉松比赛的总统。美国的总统在百忙之中还能抽出时间来锻炼，我们为什么就不能呢？我们知道奥林匹克运动的故乡希腊，在古希腊山岩石上刻了这样的字："你想变得健康吗？你就跑步吧；你想变得聪明吗？你就跑步吧；你想变得美丽吗？你就跑步吧。"这就是说跑步能使人健康，使人聪明，使人线条好。类风湿性关节炎的病人适当地进行慢跑，有利于血液的流通顺畅，扩张血管，从而达到治疗和预防的目的。

进行慢跑锻炼时，应先做好准备活动。类风湿性关节炎患者的关节僵硬，韧带紧张，如果一下子就参加到慢跑中来，就极容易产生肌肉关节韧带的扭伤。不仅这样，有人研究发现，心脏在慢跑 2 ~ 4 分钟后才能逐渐适应。如不事先做好准备活动，心脏从安静状态下突然紧张也会造成供血不足，出现胸闷的症状。准备活动可因人而异，可先做徒手体操，打太极拳，也可以先走一段再逐渐过渡到慢跑。慢跑的正确姿势应该是两手微握拳，上臂和前臂弯曲成

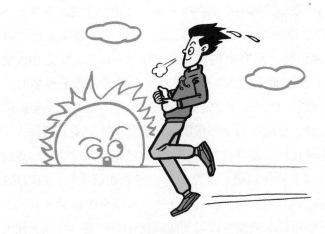

图 14-10

90°左右，两臂自然前后摆动，上体略向前倾，尽量放松全身肌肉。两脚落地要轻，用前脚掌先着地，这样做一方面可以得到足弓的缓冲，防止身体受到震动，以免出现头晕、腹痛和脚跟疼痛；另一方面用前脚掌向后蹬地时产生的向上向前的反作用力，能加快跑步的速度。如果是泥土地或跑道，也可用全脚掌落地，这样不易疲劳。跑步时，最好用鼻呼吸，避免用口呼吸，防止空气直接刺激咽峡、气管，而引起咳嗽和恶心、呕吐，甚至发生气管炎。如果只用鼻呼吸不能满足需要时，也可用口鼻联合呼吸，就是用鼻吸气，半张口呼气。可用舌尖顶着上腭，微张口吸气，以使吸入的空气首先碰着舌的底面，在口腔中回旋后再进入气管，以减轻冷空气对气管的刺激。此外，还要注意呼吸频率要与步伐协调。一般是两步一吸，两步一呼，也可以三步一吸，三步一呼。慢跑可根据自己的实际情况采用不同的方式。原来缺少锻炼或体格较差的患者，开始可采取慢跑和走路交替的方法。如觉得累，可多走少跑；如跑后身轻舒适，可多跑少走，逐渐增加跑的距离，慢慢过渡到完全慢跑。原来有一定锻炼基础或体质较好的患者，也可一开始就进行慢跑锻炼。慢跑时还可与同伴边跑边说话，这样不觉得难受，运动中以不喘粗气为宜。慢跑行将结束时，要逐渐减慢速度，使生理活动慢慢和缓下来，不可突然停止，因为经过较长时间的慢跑之后，人体内的血液循环加快，如果马上静止不动，四肢的血液不能很快循环到脑和心脏，结果心脏和大脑就会出现暂时性缺氧，引起头晕、恶心或呕吐。因此，慢跑后一定要做好整理活动。如出汗较多，应及时擦汗，穿好衣服，适量饮水，休息 20 ~ 30 分钟后再进行洗浴。

（3）游泳：游泳运动是一项全身性的运动项目，所有的肌肉和内脏器官都参加有节奏的活动。运动量与运动强度可大可小，游泳的速度可快可慢。对于类风湿性关节炎患者来说，游泳可以说是一种全身的按摩。慢速度的游泳可以放松肌肉和血管。另外，游泳可以促进机体的全面发展，使身体匀称，达到减肥的效果。应该注意的是患者在急性期或症状较重时是禁忌游泳的。平时游泳还要注意运动量的控制，不要过快，也不要过猛。入水前要做好准备活动，若生理上准备不足，一时适应不了水中环境，容易引起头晕、恶心等不适症状，严重的会抽筋或拉伤肌肉。另外，空腹和饭后都不宜游泳，因为空腹时血糖较低，会引起头晕、四肢乏力，甚至发生意外。饭后游泳，血液流向四肢，使消化道的血液量减少，影响食物的消化吸收。剧烈运动后不宜游泳，过量饮酒后不宜游泳，游泳时间不宜过长，一般在水中停留时间以 30 ~ 60 分钟为宜。

（4）关节运动：由于类风湿性关节炎侵犯的是人的关节，所以各个关节也要进行特殊的运动，来帮助它们恢复。

1）上肢运动：坐在地上，上身挺直，双腿前伸，将一根有弹性的带子套在双脚足弓处，双手抓住带子的两端，模拟划双桨小船的动作，利用两臂及肘部的力量拉动带子到腋窝附近，恢复原位。

面对墙壁站立，保持身体挺直，用手扶墙，肘部屈、伸做"推墙"动作。

手握胶皮球或者使用具有预防手指关节挛缩，加强手部力量作用的掌心锥，有意识的运用整个上肢的力量作握紧与放松交替的动作。

病人还可以通过捏制泥塑，全面锻炼十根手指的力量。此项训练不仅可以有效地避免手指的废用关节变形而且妙趣横生，患者不容易产生厌烦情绪。

上身和下身呈 90° 坐在硬板床上，上身保持正直，双腿并拢绷直，两臂伸直掌心压床面，有意识依靠上肢力量支撑身体，或者借助矮木凳支撑身体离开床面。

2）下肢运动：病人仰卧在硬板床上，两腿绷直，交替抬起，要求大腿和小腿呈直线，腿抬起后和床面

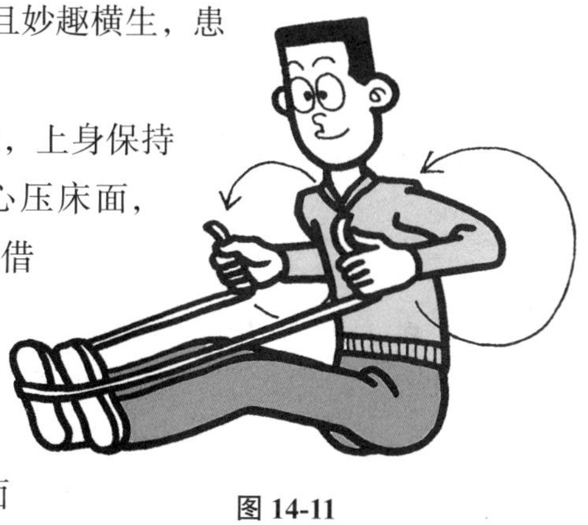

图 14-11

呈 30°。也可以在足踝处捆缚沙袋等重物，做下肢对抗阻力的抬起，每天重复动作 10 ~ 20 次。

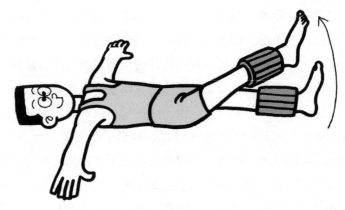

图 14-12

（5）传统导引锻炼：导引练功要领：

1）松静自然："松"即自己感到轻松愉快，使身体和精神放松，这是练功的第一要领；"静"即闭默无声，与"动"是相对应的。"松"与"静"是相辅相成的，"松"常是"静"的先行，而"静"又可以使"松"加深。但"静"不宜过深，避免睡着或受凉。

2）意气相合：这需要经过一段训练之后才能达到。练功时，用意念活动影响呼吸，渐渐使意念的活动与气息的运行相互配合，使呼吸随着意念活动缓慢进行。在松静的前提下，逐步把呼吸锻炼得自然、缓和、柔细、匀长。

3）动静结合：动静结合是祖国医学理论体系的一个特点，只有动静结合才能相得益彰，起到调和气血、平衡阴阳的作用。

4）上虚下实：练功时上身放松，使意气停留到下部。若下体充实，上体也自然能够虚灵，头脑清醒，故练功时注意锻炼至上虚下实，但以舒适为度，不宜勉强。

下面给大家介绍几种功法，是由天津中医研究所编制的几套适合于类风湿性关节炎患者的气功法，现介绍如下：

1）放松功：放松功是有意识地依次注意身体各部位，结合默念"松"字，逐步将全身调整得自然、轻松、舒适，解除紧张状态，排除杂念，安定心神，从而调和气血，协助脏腑疏通经络，增强体质，祛病延年。

①姿式：卧式、坐式、站式均可。

②呼吸：一般自然呼吸，亦可放松与呼吸结合，吸气时注意部位，呼气时念"松"字（也有人认为念"送"字更便于放松）。

③意念：有"三线放松"、"分段放松"、"局部放松"以及吸"静"呼"松"法等。常用的是"四线放松法"，即将全身分为四条线，依次放松，并配合呼气默念"送"字。

第一条线（两侧）：头部两侧——两肩——两肘——两前臂——两腕——两手十指。意守中指端 2 ～ 3 分钟。

第二条线（前面）：面部——颈部——胸部——腹部——两大腿——两膝部——两小腿——两足背——两足十趾。意守大趾 1 ～ 2 分钟。

第三条线（后面）：后脑部——枕项部——背部——腰部——两大腿——腘窝部——两小腿——两足底。然后意守涌泉穴 3 ～ 5 分钟。

第四条线（中央）：百会——会阴。冲刷大脑，纵贯五脏六腑（体腔中轴），然后从会阴分两侧沿大腿长骨骨髓腔至涌泉，每次练功约作 2 ～ 3 个循环。

"局部放松"：在"四线放松"的基础上再单独放松身体的某一病变部位，或某一紧张点，默念"松"字 20 ～ 30 次。

"意守丹田"：在局部放松的基础上，意守丹田，太极式或撑抱式，自然站立。

2）动功：预备：两脚平行开立，与肩稍宽，双膝微屈，松肩松髋，头身中正，舌尖轻顶上腭，似笑非笑，两目平视，意照全身，由上而下依次放松。呼吸自然，将气沉入丹田，意守丹田。

①托天柱地：双手劳宫相对似持球状，自体前举至与肩平时，屈肘至胸前合掌，两手上下分开，左手上托，右手下按，掌心突出，意守两手劳宫。双手缓缓收回至胸前，手心相对，再上下分开，右手上托，左手下按，似托天柱地状，如此反复，左右各作 3 次。

②腾蛟：意想自己似碧海中一条蛟龙，灵活，矫健，富有活力。动作为：两手掌心向上，自体前抬起，然后，翻掌向下向外，旋臂向后，似蛙泳状。双手再自体后，由腋下转向前伸，复掌心朝上。掌心向后时劳宫吸气，转向前时，十指呼气（手指有病者，可同时作逐指依次运动）。躯干脊柱与两臂动作

呈反向力，共反复6次。然后身体作前后波浪运动。力发于足踝而至膝、髋、腰、脊、肩、肘，手臂亦随身体的波动向前后划动，似蝶泳状反复6次。双手自体侧抬起至头顶，向百会贯气，将气贯入丹田。

③收清排浊：双手掌心向下自体前缓缓提起，然后下按，掌心外凸，意在劳宫，反复3～6次。双手再提至肩平时，掌指上翘90°，突出掌心，以柔力收推3～6次，然后松腕，两臂左右分开一字形，掌指上翘成90°，坐腕推掌，如法再柔力收推3～6次，两臂自体侧慢慢下落，转掌心朝后，双手向前方抬起，掌心内收再向后下方外推至45°，收推共3～6次。

④转膝舒筋：双手掌心向下自后向前抬起至脐平下，按两膝，双膝微微蹲，两膝同时向左、向右、向外、向内各转3～6圈，然后作蹲起动作，下蹲意在膝盖，起时意在涌泉，反复作3～6次，身体直立。

⑤俯仰升降：两臂前伸，两掌心转斜相对自体前捧起，至头顶向百会贯气，沿身体正中导致脐部。双手沿带脉移至身体后方，内劳宫对准肾俞，身体后仰，然后身体再前俯，同时沿两腿后外侧向下，按摩足三阴经至两足踝，转向足背，沿大腿内侧上行至脐，按摩足三阴经，同时身体直立，俯仰共作3次。

⑥强腰健肾：双手自脐沿带脉移至身体后侧，外劳宫对两侧肾俞，护命门，腰部做回旋转动，正逆各9次（上身及下肢均不动，只做腰髋、骨盆转动）。然后双手转为内劳宫对肾俞，交错上下搓（搓在脊柱两侧的腰大肌上），上至后屈尽处，下至尾闾，上体及头部随手的动作而左右晃摆，各9次。

⑦熊晃健脾：双手自然下垂体侧，周身充分放松，左膝微屈，身微左晃，左臂向下松垂，同时右臂上提至胸，然后再如法晃至右侧，如此悠缓自然地扭腰晃膀，两足亦相应地虚实变化，节律轻柔，意守丹田或涌泉，共做9次。

⑧通经活络：双足交替互相叩击承山、三阴交、足三里诸穴，再以双手掌心向下置体前固定高度，两腿高抬交替使双手拍击"血海"穴，要力透肌肉筋脉。

3）辅助功

①托盘运动：单手托盘：右手上举至头顶上方，掌心向上似托盘，向右前划弧至左前方，再绕经右腋下，自右后再翻转至头顶，环绕一周回至体前（注意手心始终向上）。左臂动作相同，唯方向相反，左右交替进行。双手托

盘：双手同时进行，一侧动作同上，另一侧动作手臂呈拧转前举，仍使手心朝上，先由头顶划圈，翻转回至体前，经腋下向背后再返回，与另一侧手臂同时到达体前。左右交替动作，反复进行。

②伸拔脊柱：双手自体侧缓缓抬起至头顶，十指交叉转掌心朝上，用力上托，双臂贴耳，意念脊柱，稍停片刻，转掌心朝下，自百会贯气至丹田。

③坚持关节局部按摩：每次按摩100次，每日2次，把疼痛关节搓热，然后在各种位置做环形活动。

④撑拔桩：坐位，两臂撑抱式或提水式，两腿向前伸直，足跟尽力前蹬，保持此姿势数分钟。

⑤贴碑桩：将脊贴在墙壁上，两膝屈成90°，保持此姿式1～3分钟。

（6）太极拳：作为我国宝贵的文化遗产，太极拳姿势优美，动作柔和，男女老幼皆宜，并且不受时间和季节的限制。既能锻炼身体，又能防治疾病，不仅我国人民喜欢练，而且受到世界各国人民的欢迎。

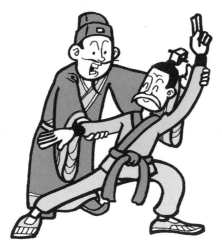

图 14-13

太极拳柔中蕴刚，能够使全身肌肉放松，能使血管紧张度松弛。祖国医学讲，太极拳具有补益肾精、强壮筋骨、抵御疾病的作用。打太极拳时用意念引导动作，有助于消除精神紧张因素对人体的刺激。类风湿性关节炎患者若能经常练习太极拳，可在这种亦柔亦刚的过程中，不断增强自身正气，即增强机体免疫力，从而有效改善自身的过敏体质。

练习太极拳时心要静而且精神要振作，既不要低眉垂目，萎靡不振，而缺少生气，也不要怒目攒睛，挺胸露齿。最好遵照传统典型的架势来认真锻炼。要练得自然松静，使举动周身轻灵。必须"依规矩，熟规矩，化规矩，不离规矩"。有这种精神，才能练得太极的精髓。练习太极拳应注意"以心领意，以意导气，以气运身"，做到动作均匀和连绵不断，呼吸自然，手足上下一致，内外一致，虚实分清，动静分明，刚柔相济，各部分器官协调，不仅要有外在的动作，更要有形成动作的意念，这样才能使气运于身，达到祛病健身之效果。总之，太极拳每一架势都有它的精义，必须悉心揣摩，仔细领会。另外，太极拳不仅注重身体的修炼，更注重精神和心理素质的修养以及思维的形象化训练。它的动作应轻灵、活泼、矫健，表现出气宇轩昂而又安逸恬适。

上面简单介绍了几种类风湿性关节炎患者可以进行的运动，当然，还有很多其他适合类风湿性关节炎患者的运动，这里就不一一介绍了。有句话，"笑一笑，十年少"，其实，"动一动，十年少"也未尝不能说。但不论进行何种运动，在运动中都要注意在第一节中提到的各项注意事项，达到真正的锻炼目的。广大类风湿性关节炎患者现在不妨放下各种烦心事，走进大自然中，尽情地进行运动，享受运动给我们带来的乐趣！

第十五章　类风湿性关节炎的音乐疗法

什么是音乐疗法

音乐能够移情易性，给人带来美妙的享受，各种不同的音乐可以带给人各种不同的心灵体验。故音乐疗法也有人称之为"心理音乐疗法"，那么如何用音乐来治病呢？从技术上说，现代音乐治疗是一门涉及音乐、心理、中西医学、电子、工程等多种学科的新兴的边缘学科，是用特定的音乐信号和它所转换成的其他能量作用于人体，达到防治疾病目的的一种方法。音乐治疗有多种形式，如单纯音乐治疗、音乐电磁疗法等，均属于自然疗法的范畴，而且从一定意义上说，是"愉快的自然疗法"。

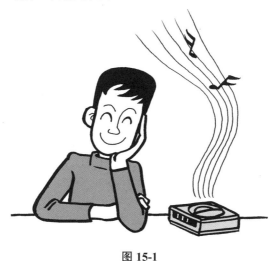

图 15-1

1. 音乐疗法的治疗原理

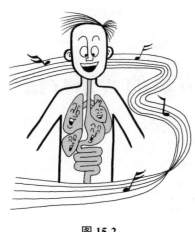

图 15-2

（1）音乐与人体的共鸣：声音是一种振动，而人体本身也是由许多振动系统所构成，如心脏的跳动、胃肠蠕动、脑波的波动等。医学界研究证实，当听到音乐产生的振动与体内器官产生共振时，会使人体分泌一种生理活性物质，调节血液流动和神经，让人富有活力、朝气蓬勃。换句话说，当人体细胞的振动与外界节奏协调时，人就有了舒畅的感觉。音乐对人体器官的这种直接物理作用，会调节各器官的功能活动达到最佳状态。不同的音乐节奏也会影响人体不同的荷尔蒙分泌。

小幽默

法　盲

法官问犯人："你知道犯了重婚罪会有什么结果？"

犯人惊慌地回答："我知道，犯了重婚罪，将来就要侍候两个丈母娘。"

（2）音乐本身的作用：音乐具有主动的、积极的功能，能够提升人的创造、思考能力，使右脑灵活。特有的音乐节奏与旋律能使左脑休息，刺激右脑活动，因此对创造力、信息吸收力等潜在能力的提升有很强的效果。音乐也能引导出重要的 α 脑波。我们知道，α 脑波主宰人体安定平静的情绪，经常听一定的音乐能有效加强 α 脑波，达到松弛身心、稳定平和心境的效果。此外，音乐能促进消化道的活动，影响心脏血管系统，使血脉畅通，加速排除体内废物，有助于疾病的恢复。

这里应当指出的是，并不是所有的音乐都有治疗效果。有研究发现，以演奏古典乐曲为主的乐队成员，心情大都平稳愉快；以演奏现代乐曲或以演奏现代乐曲为主的人 70% 以上患有神经过敏症，60% 以上的人急躁，22% 以上的人情绪消沉，还有些人经常失眠、头疼、耳痛和腹泻。还有人对一些音乐爱好者做过调查，发现在经常欣赏古典音乐的家庭里，人与人的关系相处得和睦；经常欣赏浪漫音乐的人，性格开朗、思想活跃；而热衷于嘈杂的现代派音乐的家庭里，成员之间经常争吵不休。

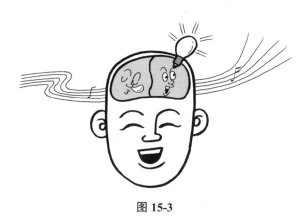

图 15-3

2. 音乐疗法的特点　音乐治疗是健康、自然的，从根本上说，这个过程也是愉快的。音乐疗法不依赖任何药物，而是利用人与音乐的特殊关系来改善人的健康状态，因此是一种非常理想的"自然疗法"。

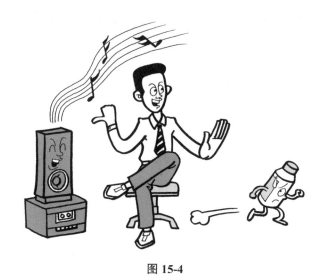

图 15-4

3. 音乐疗法的功效
（1）纠正不正确的精神心理状态：古希腊著名的数学家、天文学家毕达哥拉斯说："把各种音调融合在一起，能使各种莫名其妙的妒忌、冲动等转化为美德。"另一位古希腊哲学家柏拉图说："如果教育得适当，节奏与和声比什么都深入人心，比什么都扣人心弦。大家知道，当我们用耳朵感受音乐的旋律时，我们的精神世界就会起变化。"大量心理医生的临床也表明，音乐有益于人的心理卫生。

（2）促进机体恢复并保持健康状态：美国一位医学家曾统计了35名美国已故著名音乐指挥的年龄，他们的平均寿命为73.4岁，高于美国男子的平均寿命5年。据德国、意大利等国家的调查，经常听音乐的人比不听音乐的人寿命通常要长5～10年。有的专家甚至经过研究指出，舒伯特的音乐能助失眠者入睡，巴赫的音乐可减轻消化不良，莫扎特的音乐能减轻风湿性关节炎的疼痛感。也有的说，莫扎特的音乐可以起到消除疲劳、重振精神的作用。总之，音乐能够减轻疾病症状，改善患者生存状态，促进机体恢复健康。

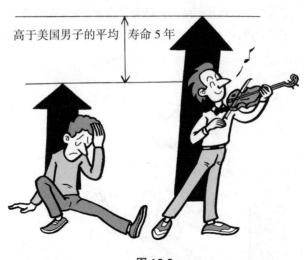

图 15-5

（3）促进机体潜能的发挥：音乐主要作用于人的右脑，因此可调动开发人右脑强大的却潜藏的功能。经常聆听优美的音乐，可使人变得聪敏智慧，大大增强人的创造性思维，使人有意想不到的收获。

类风湿性关节炎常用音乐疗法

对人们身心健康最为有利的音响莫过于音乐。我们都有过这样的体会，在高兴时常会情不自禁地哼起歌来，遇到情绪烦躁，特别是精神苦闷时，听听音乐，可以使自己的心灵得到慰藉。对于类风湿性关节炎的患者也不例外，在安静的状态下欣赏美妙、舒缓的音乐，能够使肌肉放松、血液循环顺畅、呼吸平和，甚至体内各种有益于维护身体健康的生化物质，微量元素的分泌量都明显的高于其他状态的。

音乐的奇妙作用，已经得到了人们的广泛认可，并且正在被越来越多地运用到医疗中来。不久前，德国曾经报道过一件事，在交通事故中受重伤昏迷的一位 25 岁女青年艾丝德，是流行歌手伊里阿斯的歌迷。精神病学专家迪高医师得知此情，立即开了一张独特的处方——每日为艾丝德不停地播放伊里阿斯的歌曲。两周后，艾丝德终于睁开了双眼，身体功能亦逐渐恢复，最后完全康复。伊里阿斯获悉是他的歌曲救醒了艾丝德，便高兴地赠送给她一件礼物——终身免费入场欣赏他的音乐会。这表明：音乐有时确能起到神奇的治疗效果。那么我们应该选择什么样的音乐呢？用于治疗的音乐和我们日常生活中所欣赏的音乐有根本性的差异，当音乐作为医疗手段出现时，它就不再是简单而随心所欲的事情了。

1. 乐曲的选择

（1）轻音乐作品：如古典音乐中莫扎特的《小步舞曲》、《土耳其进行曲》，贝多芬的《浪漫曲》。中国传统音乐中的古筝名曲《渔舟唱晚》、《平沙落雁》、《春桑曲》，以及清隽、悦耳的江南丝竹乐《雨打芭蕉》；喜气洋洋、活泼轻松的广东音乐《步步高》。一般说来，像这种旋律优美、节奏平稳、速度徐缓、音响和谐的音

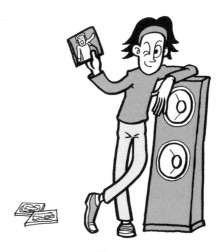

图 15-6

乐，可以使人产生轻松、愉悦的感觉，起到镇静、止痛、催眠、降压的作用。

（2）根据心情选曲：类风湿性关节炎患者关节疼痛的时候有时有烦躁的情绪，小提琴协奏曲《梁祝》、《二泉映月》、《汉宫秋月》、《皇家焰火音乐》等，能缓和、制约、克制急躁情绪。类风湿性关节炎患者在关节疼痛不能缓解，情绪较为忧郁时可选用莫扎特的《b小调第四十交响曲》或西贝柳斯的《悲痛圆舞曲》。关节出现畸形时患者容易出现低落的情绪，这个时候可以听一下贝多芬的《命运交响曲》，就会给人一种热血沸腾、激情澎湃的感觉。这种音调明朗、旋律流畅、节奏明快、气势激昂的音乐，能使人产生激奋、乐观、向上的感觉，并使人血压升高、心跳加快、肌肉力量增加。

（3）按摩治疗时的选曲：患者在进行按摩时，音乐的选择必须是患者与操作者共同喜好的音乐，因为唯有如此，操作者的动作才能随音乐的律动滋生感情，进而舞出优美的手法。音乐按摩的音乐素材选择非常自由，可以依各地的风俗民情及个人喜好而有不同的选择；但是进行理疗时，按摩的手法必须非常轻柔，因此应以容易听而又不会造成负担的轻音乐为主。

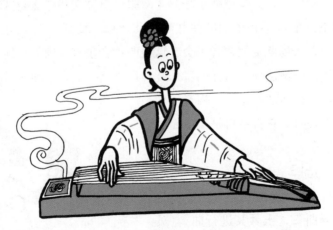

图 15-7

（4）具有不同功效的曲子：催眠可选用莫扎特的《催眠曲》，或门德尔松的《仲夏夜之梦》，或德彪西的钢琴协奏曲《梦》；希望、明朗、轻快时可选用巴赫的《A大调意大利协奏曲》或施特劳斯的《蓝色的多瑙河》。圆舞尤其是中国古典音乐，曲调温柔，音色平和，旋律优美动听，能使人忘却烦恼，从而开阔胸襟，促进身心健康。需要安神镇静时可选择《春江花月夜》、《月夜》、

《催眠曲》；需要兴奋开郁时可选择《喜相逢》、《喜洋洋》、《假日的海滩》；需要宣悲消气时可选择《红河水》、《小胡笳》、《二泉映月》；需要养心益智时可选择《阳关三叠》、《江南丝竹》、《空山鸟语》。需要娱神益寿时可选择《高山流水》、《梅花三弄》、《百鸟行》等曲目。

2.音乐治疗前的准备　在进行音乐疗法时，要注意选择合适的环境和作好一定的心理准备。

合适优雅的环境，配合上舒缓的音乐，更能较为满意的实现治疗的效果。相反，可能不能达到预期的目的，比如，在嘈杂的环境之中，再有效果的音乐也不能起到较好的治疗效果。

并且，类风湿性关节炎患者还应根据将要采取的不同的治疗手段，做好自己的心理准备，例如，第一次将要行针灸治疗，为了消除对针灸治疗的恐惧感，可在治疗之前，听一些放松的音乐，使自己的紧张状态得以缓解，做好治疗的心理准备，并且可在治疗时，听取同样的音乐，尽量在治疗中出现紧张情况下，使自己处于治疗前听取同一首曲子时的心境，转移注意力，从而能从容的进行治疗，以取得较为满意的治疗效果。对于环境的选择和心理准备方面主要有以下几点需要注意：

（1）室内的光线要明亮柔和，如果是阳光炙热的时候，应给予遮挡，因为耀眼的光线会使人很难平静心情。采用音乐疗法最佳的时机是在清晨和黄昏。

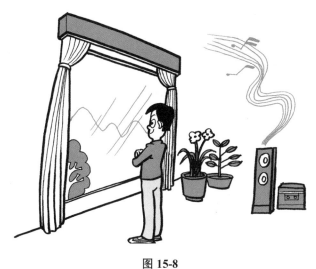

图 15-8

（2）在开始聆听音乐前最好洗一把脸，清醒一下头脑；或者搓热双手，用掌心按摩颜面几分钟，效果会更好。

（3）闭目养神，静坐片刻，或做几次深呼吸运动。

（4）在聆听音乐时心理状态不同，效果也不相同，这是因为音乐选择和鉴赏是一种智力活动。采用积极的态度可使情绪智力良性化。

3. 音乐治疗的方式

（1）被动音乐疗法：通过听音乐的方式使患者的精神、神经系统得到调节，从而达到治疗和康复的目的。可根据治疗的需要和自己对音乐的欣赏能力、对音乐的爱好程度，选择一些优雅活泼的乐曲，每天抽出一定的时间，边听边闭目养神，品赏音乐中描绘的意境。是一种较为常用的治疗方式。

（2）主动音乐治疗：是一种亲自参与到音乐艺术之中的一种疗法。患者通过参与音乐行为，使患者通过歌唱、听音乐、演奏乐器、谱曲以及音乐想像练习，改善机体和大脑的活动。如直接参与演奏、演唱等活动来达到治疗与康复的目的。

（3）音乐电流疗法：这当中又可分音乐电流的电极疗法、电针疗法及磁场疗法等等。音乐电疗是在以上两种治疗方式的基础上结合传统的电疗、针刺疗法、磁疗等方式发展起来的，它将音乐疗法与其他疗法有机地结合在一起，各取其优点长处，使疗效更加显著。这一治疗方式在临床实践中收到了良好的效果，而且应用范围越来越广。

上面简单介绍了音乐治疗在类风湿性关节炎患者中的应用，音乐能陶冶心灵，音乐能鼓舞斗志。法国作家司汤达说："只要听到优美的音乐，我就能更明确、更高度地集中思想从事我心灵要求的写作。"类风湿性关节炎患者不妨在今后的治疗中将音乐疗法加入到您的治疗手段中去，说不准会起到意想不到的效果呢。

第十六章　类风湿性关节炎的心理疗法

什么是心理疗法

　　世界卫生组织（WHO）对于健康的定义是"身体上、精神上和社会适应上的完好状态"，明确指出健康不仅仅是躯体的健康，更包括心理的健康。根据 WHO 公布的衡量健康的一些具体标准如"处事乐观，态度积极"、"应变能力强，能适应各种环境的变化"等等，足以见其对心理健康的重视。然而现代人的心理问题却是不容乐观，时时见诸报端的自杀事件总源于脆弱的不健康的心理状态。从小处说，不健康的心理亦能影响人的生活质量，甚至引发人身体的各种疾病。研究人士认为，现代人的疾病 80％是由心理原因引起。这并不是危言耸听。现实生活中健康的普通人在日常交际中还会时常有心绪不良的情况。心理治疗就是利用语言、表情、姿势、态度和行为，影响或改变患者的感受、认识、情感、态度和行为，减轻或消除使患者痛苦的各种情绪、行为以及躯体症状，以达到恢复健康的目的。

小知识
　　心者，五脏六腑之主也。故悲哀愁忧则心动，心动则五脏六腑皆摇。

——《黄帝内经》

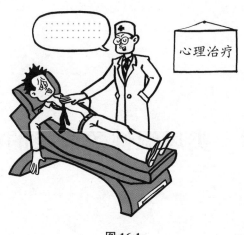

图 16-1

1.心理疗法的治疗原理　心理因素是心身疾病的主要致病因素，凡是主、客观不适应或个人的愿望、要求等受到阻抑而引起的心理矛盾和冲突，都可能成为致病因素。但这些心理因素能否致病，一方面取决于这些刺激的强度、频度和时限，另一方面取决于对该刺激的敏感性和耐受度。

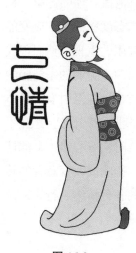

图 16-2

　　另外，身体疾病本身可以作为一种心理刺激因素，加重或诱发心身疾病，形成恶性循环。此即中医"因郁致病"、"因病致郁"的观点。现代心身医学研究证明，社会心理因素的应激刺激超出机体耐受阈值，则引致免疫系统与激素分泌系统功能异常，神经调节功能失衡，作用于靶器官产生病理变化。最先崩溃的是个体平时最虚弱的器官组织，这些薄弱的器官组织和靶器官产生各种病理变化，并与心理因素交叉作用，形成心身疾病。疾病一经形成又成为新的刺激源，加之人格缺陷使机体敏感性增加，从而加重心身疾病的病理过程，这就是心理疗法治疗心身疾病的依据所在。采用一定的心理疗法可随着心理状态的改变而相应地改变生理状态，促进疾病的好转。

　　2.常用心理疗法的种类　根据心理学理论，常用的心理疗法的形式有以下几种：

（1）认知疗法：即以纠正和改变患者适应不良性认知为重点的一类心理治疗的总称。心理疾病往往来自于患者对事物不正确的观念认识，它以改变不良认知为主要目标，继而产生患者情感及行为的变化，以促进心理障碍的好转。

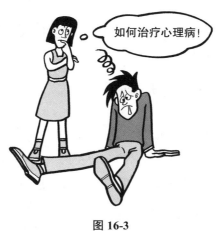

如何治疗心理病！

图 16-3

小知识

养生八法

心情舒畅，安居乐道。

热爱事业，脑体不闲。

关心他人，生活俭朴。

家庭和睦，生死坦然。

（2）疏导疗法：通过一定的语言沟通或采用其他形式将患者心中解不开的结打开，将不良情绪疏导出去，就是疏导疗法，可用于各种心理问题的处理。

（3）暗示疗法：一个愿望、一种观念、一种情感、一个判断或一个态度在一个人的心中出现和起作用时，如果没有遇到任何相反的观念、相反的动机和相反的评价，就叫暗示。暗示性是人心理活动的基本特征之一，但有个体差异。暗示疗法可有外界暗示和自我暗示两种形式。

（4）放松疗法：又称松弛疗法、放松训练，它是一种通过训练有意识地控制自身的心理生理活动、降低唤醒水平、改变机体紊乱功能的心理治疗方法。实践表明，心理生理的放松，均有利于身心健康，达到治病的目的。像我国的导引、印度的瑜珈、德国的自生训练、美国的渐进松弛训练、超然沉思等，都是以放松为主要目的的自我控制训练。放松疗法是对抗焦虑情绪的一种常用方法。

类风湿性关节炎中的心理问题与调护

一、类风湿性关节炎与心理问题

类风湿性关节炎作为一种慢性疾病，其病程的漫长是非常令人痛苦的，它像一座大山一样压在类风湿性关节炎病人的头上，有时候甚至感觉生活真的没有意思，从而产生悲观情绪。类风湿性关节炎患者有着非常复杂的心理状态，而且不同的患者会有不同的心理。较常见的心理反应有以下几种：

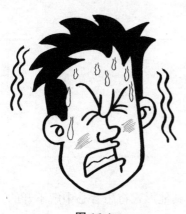

图 16-4

（1）焦虑：许多病人及家属对类风湿性关节炎仅有模糊的概念，不懂得类风湿性关节炎与其他关节炎的区别，不知道目前的治疗会得到什么样的结果，把握不住自己的未来，错误的认为所有的类风湿性关节炎患者注定都要变成畸形。在这种不正确理解的基础上，由于暂时疗效不明显，患者容易产生焦虑情绪，烦躁不安。

（2）愤怒：当病人关节出现畸形时，面对伤残这一现实，许多人不能接受，产生愤怒的情绪，甚至迁怒于他人。性格暴躁的患者易与家人争吵。

（3）失望：在反复治疗而效果不理想，以致影响到患者的前途及工作时，病人就会产生失望感，唉声叹气。

（4）消极：患者冷漠，对什么都不感兴趣，表现为不能积极配合治疗，甚至拒绝治疗，对疾病采取听之任之的态度。

（5）情绪低落：当治疗效果不甚满意或者周围的人对他们关心不够时，患者常流露出绝望感，平时爱独处，暗自流泪。

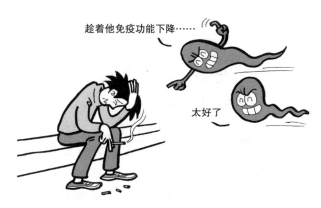

图 16-5

（6）自杀：这种情况比较少见。当患者出现伤残，对生活失去了信心，无所留恋时，就会产生自杀的念头，有的甚至一声不响地准备自杀工具，寻找自杀场所。家属及医护人员必须警惕。

小知识

精神压力能致病

精神压力所引起的情绪反应能导致疾病。慢性精神压力，常常引起内分泌失调，还能抑制机体的免疫系统，从而易引起各种疾病。任何类型的生活变化，如婚姻变更、丧偶、亲友去世等，都可造成人们对某些器质性疾病呈易感状态。

心理调护的目的，就是让病人恢复到正常的心理状态或精神状态。怎样才是正常的心理状态呢？一个心理正常的人，应该能通过自己的生活或工作，将自身的能力和知识充分发挥出来，并从中获得满足感，即使自己的个人价值得以体现，并能够得到他人和社会的承认。另外，在人际关系方面，应与人建立和谐友好的关系，乐于与人交往。在家庭中有良好的氛围，在单位有较好的同事关系等。待人多采取积极、友善的态度，能尊敬、信赖他人，而不是敌视、怀疑、畏惧他人。在对待自己的能力时，应采取现实态度，积极地去适应环境，改造环境，而不是逃避或企图破坏它。对生活中的挫折，能正确对待，用积极乐观的态度接受挑战。类风湿性关节炎患者大都有不同于一般人的特殊心理状态，如焦急、绝望、愤怒等心理表现。那么这种特殊的心理是如何形成的呢？

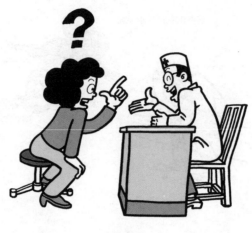

图 16-6

　　部分病人在患病前就存在不同程度的精神创伤，他们长期精神压力过重，导致神经、内分泌系统功能紊乱，免疫功能失调，复受外邪侵袭，结果诱发了类风湿性关节炎。

　　患类风湿性关节炎较严重的病人，部分出现不同程度的活动障碍，甚至残疾，在生活、工作、社交等方面产生诸多困难与不便，这对患者的心理产生重大的负面影响，表现出一定的心理变化。

二、类风湿性关节炎患者的心理调护

　　对于类风湿关节炎病人来说，正常的心理状态是正确认识自己所患的疾病，既有治愈的信心，又对可能出现的关节畸形有一定的思想准备，并能热爱生命，积极治疗，调整不良的心理改变，尽力去做一些力所能及的社会活动和家务，做到身残志不残，保持良好的心理状态。因此，我们必须热心帮助患者走出心理误区。作为家属或医护人员以及患者个人，可以从以下几方面着手：

　　1.首先就是家庭的温暖，类风湿性关节炎病人常会担心自己将成为家庭的负担，担心自己会给整个家庭的生活带来不便。但当你垂头丧气的时候一定要鼓起勇气，记住，不论你是病人还是健康人，你永远是家庭中不可缺少的一员，家人永远都需要你。如果你是一位患病的父亲或母亲，一定要记住，你对类风湿性关节炎病的态度将会影响到孩子今后如何对待人生道路上的各种挑战。如果你采取消极态度，他们也会这样；如果采取自信积极的态度，他们也会有积极自信的人生。以下是对患病家属说的，请家属注意，家人对病人的抑郁、悲痛、烦躁等情绪应给予完全的理解，无论病人有如何偏激的行为，都要尽可能的包容，必要时采取避让态度，绝不能正面反驳，以免病情恶化。平时家人应该多陪伴在病人的身边，说一些和疾病无关的话题，天气、趣闻、笑话等等，而且要耐心的听病人的诉说，了解他的想法和需要。

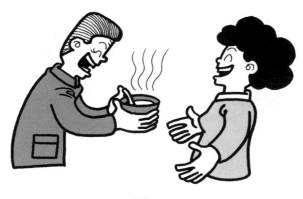

图 16-7

2.放松自己的心情，克服精神紧张。有些类风湿性关节炎患者刚开始出现关节的肿胀、疼痛，就会觉得心里烦躁，觉得怎么别人不得这种病，偏偏我得了呢！于是心情就会很紧张，整天提心吊胆的，电视的广告上有什么药说能彻底根治类风湿性关节炎的，就马上去买，结果弄得症状更加严重。这个时候，我们就应该学着放松自己的心情，不必为这个病精神过分紧张。很多人认为宗教信仰令人健康愉快，生活正常。比如说坐禅，坐禅是指在没有任何外界干扰的情况下，面壁静坐，排除内心的杂念，这是佛教最基础的修行方式。由于它对平静心情、缓解压力有着很好的作用，因此近几年来在世界范围内的影响越来越大，并被广泛的应用于心理放松治疗。

下面我们来说一下怎么做，首先在静谧的环境中，闭上双眼，取坐姿，双手双腿自然下垂，放松全身肌肉，什么都不去想，尽可能让大脑处在一个空的状态。刚开始的时候可能有些困难，总会有些想法不自觉的冒出来，越是努力克制，情况越严重，不要着急，这是很正常的过程。可以睁开双眼，将注意力集中到一些物品上，蜡烛的火焰，一杯水，一件摆设或是一面墙壁。如果感觉思绪仍然很难平静，就不要再继续下去，换一换时间、环境，然后再进行尝试。

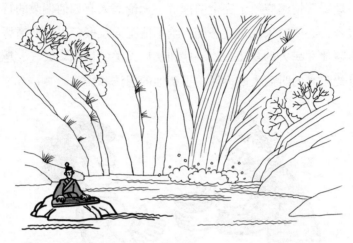

图 16-8

同时除此之外，冥想也是有助松弛神经和加强意志力的方法。冥想，就是指深沉的思索及想像，这是想像疗法的核心部分。想像疗法之所以能够调节病人的心态，主要在于冥想能够起到心理暗示的作用。

病人在患病之后就会主动了解疾病的相关知识，尤其是预后情况。个别病例的严重症状及后果会给病人的心理投下很深的阴影。某些病人听其他人说关节疼痛难以入睡就会在夜里特别注意去体会病变部位的感觉，也会觉得疼痛，其实这就是受了心理暗示的影响。我们所要做的就是科学的利用这种心理暗示作用，利用病人自己的想像力为自己"减轻"症状。想像自己在林荫小路上散步，在浩瀚的大海中航行，想像高山的挺拔，湖泊的秀丽……让病人借助想像的翅膀，走进大自然，发现生活之美，为自己的未来勾勒一副美好的图画，对健康、幸福的向往是与疾病作斗争最为有力的思想武器。

3. 保持精神乐观。由于类风湿性关节炎病程长，反复发作，甚至可以致残，病人容易产生悲观厌世的情绪，同时性格也发生相应的改变，如变得急躁、易怒、有意疏远他人等。这些都使类风湿性关节炎病人渐渐地疏远集体和社会。但人是社会的一分子，社会的事物必将影响着每个人，而每个人的言行也对社会发生着作用。避免类风湿性关节炎病人出现社会功能障碍，重要的是让病人加入到社会这个大家庭中，尽可能与社会发生关系。欲达到这个目的，关节功能恢复和心理状态恢复是关键。如果这两种功能正常或基本正常，病人就能甩掉因疾病而产生的自卑感，主动的融入社会，与人密切交往，实现自己的生活目标，成为一个对社会有用的人。即使关节功能不能恢复，甚至成为一个残疾人，但若能热爱生命，保持乐观，积极主动地接近社会，接近他人，做一些力所能及的社会实践，仍可避免社会功能障碍。在这里我们来看一下怎么才能保持精神乐观，使类风湿性关节炎病人走出心理的低谷。

历代养生专家的经验是：第一，陶冶性情。在条件允许的情况下，旅游、郊外游览等活动能陶冶人的性情，培养乐观的性格。第二，善于解脱。古人说："凡遇不如意事，试取其更甚者避之，心地自清凉，此降火最速之剂。"昔人云："要做快活人，切莫寻烦恼。"第三，"近喜远恶，即近所喜之物，远所恶之事。"古人又说："养生之法，凡人平生为性各有好嗜之事，见即喜之，有好书画者，有好琴棋者……但以其平生偏嗜之物，时为寻求，择其精绝者布于左右，使其喜爱，玩悦不已。见所好则喜，见所恶则憎，人之常性，此虽以老人为言，但对于一般人亦非常适用。"

现代科学研究认为，保持乐观的精神状态对人体是十分有益的，著名生物学家巴甫洛夫曾经说过："愉快可以使你对生活的每一个跳动，对生活的每一个印象，都易于接受，无论是躯体和精神上的愉快，都可以使身体发展，身体强健。"

乐观者常笑。长寿学者胡文兰德在《人生延寿法》一书中说："最能笑的人，最健康。"笑可以帮助消化，改善循环，并且有发汗的作用，而且可以兴奋其他器官。现代生理学研究证明，笑能扩大肺活量，能调整脑部的血液循环，能使肌肉放松，从而促进全身脏器的功能活动。乐观的情绪能够调动机体的潜力，影响内分泌的变化，加速代谢过程，增加抵抗力。心情愉快和兴奋可以使肾上

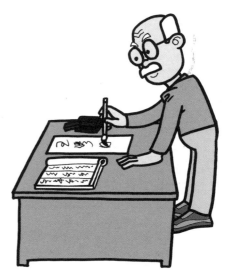

图 16-9

腺分泌增加，使血糖升高，肌肉活动能力加强，因此，能促进人体健康。国外对 100 岁以上老人调查显示，96％的长寿者是乐观者，是富有人生乐趣的人。当记者问及世界最老的老年人之一——1823 年出生的伊朗人阿巴斯，如何能长寿 157 岁的秘密时，他回答说："关键一点就是，我有快乐的性格。"

　　大家可以在生活中运用一下如上方法。讲了这么多，就是想告诉大家，得病并不可怕，不要因为类风湿性关节炎而影响自己的正常生活。类风湿性关节炎既是不可动摇的事实，就应该实事求是地承认和接受这个事实。既来之，则安之。凭着自己的意志去支配感情，犹如逆水行舟。唯有认识到这是正常的事，才是有效治疗类风湿性关节炎的前提。

笑一笑十年少

图 16-10

第十七章　类风湿性关节炎的预防

　　早在两千多年前，我们祖先就认识到"上工不治已病治未病"，就是说高明的医生应该治疗未发的疾病，在疾病发作之前就要发现苗头，及时控制扼杀。充分的认识到了疾病的预防，这是我们最古老的疾病预防学的思想。类风湿性关节炎给患者及其家庭带来了诸多痛苦，所以，我们一定要做好预防工作，"防患于未然"。在疾病未发作之前，做好各种预防措施预防疾病发作，而在疾病发作后，要采取一定措施防止病情的加重。

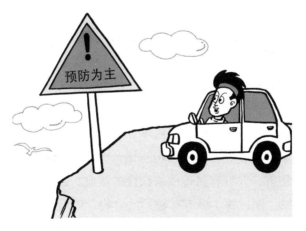

图 17-1

一、一级预防

　　说到类风湿性关节炎的一级预防，我们先来回顾一下，类风湿性关节炎都有哪些病因。从第一章我们了解到类风湿性关节炎和遗传、环境、生活习惯有关，而这些病因造成某种特定的人体结构和功能类型，这种类型的人容易患类风湿性关节炎。

按照我们祖国医学的理论，类风湿性关节炎的好发体质是一种"阴阳失衡"的人。《内经》上就说："粗理而肉不坚者，善病痹。"说的就是皮肤腠理粗糙，汗孔开合不调，卫气偏弱，肌肉萎软不实的人容易患痹证。所以，采取一定的措施，调整好发体制的阴阳失衡，对于预防类风湿性关节炎具有非常重要的意义。祖国医学历来主张治未病，《素问·四气调神大论》说："圣人不治已病治未病，不治已乱治未乱，此之谓也。夫病已成而后药之，乱已成而后治之，譬犹渴而穿井，斗而铸锥，不亦晚乎？"所以同样的，预防对于类风湿性关节炎也非常重要，那么我们具体来说一下都有哪些具体措施。

小彦语

○气血旺，心脏健，身体壮，神魄安。

○脾为后天之本，肾为先天之本。

○酒肉频多气血皆乱，厚味甘腻神魄不安。

○节食少腻自然健脾，限酒多素自能健肾。

1.饮食上应选择容易消化的食物，烹调方式应以清淡爽口为原则，少吃辛辣、油腻及冰冷的食物。多吃开胃的食物如大枣、薏仁等，尤其薏仁具有除湿祛风的作用，煮成薏仁粥或和绿豆一起煮都是很好的选择。尽可能的减少脂肪的摄取，热量来源要以糖类和蛋白质为主，若是体重超过标准，要逐渐减轻体重。身体若属热性，应多吃绿豆、西瓜等食物；若属寒性，则应吃羊或牛肉等，不过摄取量不宜过多。若服用阿司匹林，一定要在饭后才能服药，因为该药容易对胃造成伤害，并且容易造成缺铁性的贫血。适当补充维生素 A、C、D、E 或进食含钙、铁、铜、锌、硒等矿物质的食物，以增强组织免疫力及预防组织氧化或贫血。若服用类固醇药物造成食欲大增、钠滞留和骨质疏松症，应控制食物的摄取，以免体重急遽上升，而含盐量高的调味料和加工食品亦应尽量减少食用，并要多摄取含钙食物如脱脂牛奶、传统豆腐等。

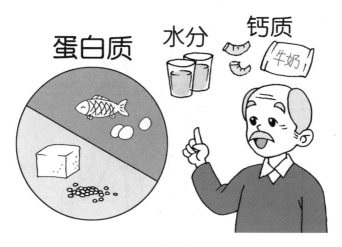

图 17-2

2. 减少长时间卧床休息，但不宜剧烈运动，可以选择坐着或卧床进行运动。若采取坐姿，可将右腿打直、小腿与足部往上提，离地 30 公分以上，持续 5 秒钟后放下，左脚也以相同动作重复，每日可多作几次，以能负荷为原则。冬季清晨起床时要注意保温，可以做些暖身运动。动作如下：将双手向前伸直，手掌向下，往下、往后作伸展划水的动作，或者将双手举高至脸部，掌心朝向脸部，吸气后，双手向上、向外伸展，然后再缓缓放下。另外，对于我们前面介绍的运动疗法不仅适用于类风湿性关节炎，健康人也可以通过我们介绍的方式进行锻炼，这样不仅能达到锻炼身体的目的，而且能够预防类风湿性疾病。

3. 避免风寒湿邪侵袭。大部分病人发病前或疾病复发前都有汗出当风凉、接触冷水等病史，提出了这些因素在本病的发生发展过程中起着重要作用。春季雨水较多，正是万物萌发、树木花草发芽、长枝、生叶、开花之际，也是百病好发之际。这时，也是类风湿性关节炎的好发季节，所以，要防止受寒、淋雨和受潮，关节处要注意保暖，不穿湿衣、湿鞋、湿袜等。夏季暑热当令，不要贪凉受露，暴饮冷饮等。在笔者接诊的病人中，述其因卧睡石板、水泥地面或长时间凉水浸泡而发病者，不在少数。秋季气候干燥，但秋风送爽，天气转凉，要防止受风寒侵袭，冬季寒风刺骨，注意保暖是最重要的。

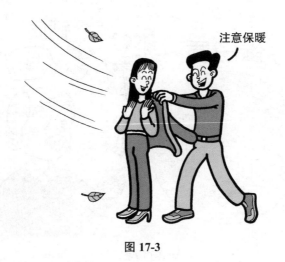

注意保暖

图 17-3

4.保持正常的心理状态。有一些患者是由于精神受刺激，过度悲伤，心情压抑等而诱发本病的；而在患了本病之后，情绪的波动又往往使病情加重。

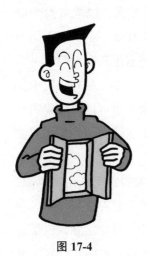

图 17-4

这些都提示精神（或心理）因素对本病有一定的影响。现代免疫学研究证明，机体的免疫功能同样受神经和内分泌因素的调节。因此，保持正常的心理状态，对维持机体的正常免疫功能是重要的。中医学认为，七情（喜、怒、忧、思、悲、恐、惊）太过，能影响脏腑的正常功能，主要是影响内脏的气机，使气机升降失调，气血功能紊乱，抗病能力下降，易受外邪侵袭而发病。所以，类风湿性关节炎患者要时刻保持精神乐观，精神乐观能够增进健康，大体上讲，精神乐观能够使人忘记忧愁，经常保持心情舒畅，可以调节异常情绪对人体的影响；精神乐观，就会气血和畅，生机旺盛，从而有助于身心健康。

二、二级预防

对于已经患有类风湿性关节炎的患者，我们要预防关节畸形，增强肌肉力量。首先要保护受损的关节，这样做的目的是避免关节出现永久性的变形，减轻日常活动时的关节疼痛。

1.保护关节的原则

（1）使用较大和有力的关节，关节发炎的时候，关节会变得不稳定，容易受损伤。用力的时候，细小的关节比大关节更容易出现变形。所以我们在日常生活中，应该尽量利用较大和有力的关节。

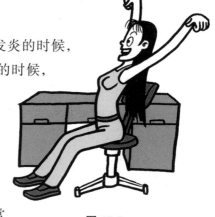

（2）避免关节长时间的保持一个动作，比如说不要长时间的站立，在适当的时候坐下来休息，坐下的时候，要经常

图 17-5

变换坐姿、转换双脚的位置，舒展一下下肢的筋骨，或者起来走动一下。

（3）避免关节处于不恰当的位置，保持正确的姿势，无论睡觉、走路或者坐下，都要保持良好的姿势。

（4）要减少工作和日常生活的体力消耗，要安排好物品的摆放，以便拿的时候好拿，比如说轻便的和不常用的物品放在高处，常用的物品放在伸手就可以够得着的地方。

2.日常生活中保护关节　具体的日常生活中我们应该这样保护关节：起床的时候，我们可以靠家人的帮助，家人不在的时候，我们可以利用绳梯的帮助；洗澡洗不到背的时候，可以用长柄刷来帮助，或者用比较长的澡巾也可以，肥皂比较滑，容易拿不稳，这个时候要改用沐浴液，如果拿浴巾有困难，可以在浴巾的两端缝上提手，套在手上；厕所的马桶两侧墙壁上可以安装上扶手可以帮助起身；避免用手指用力洗头，要用洗头刷；避免用手指挤牙膏，应该用手掌按压。

那么应该怎样防止关节畸形，增强肌肉的力量呢？一些类风湿性关节炎病人为防止关节畸形盲目增加关节运动量，忍痛强迫关节进行过度的活动，而有些人却绝对地卧床休息，这两种方法或加重了病情或导致关节肌肉萎缩，因而都是不足取的。正确的处理方法是急性发作期以休息为主，加强营养，使肿胀关节处于功能位制动。炎症静止期则应该进行功能锻炼，可作一些关节负重小或不负重的活动（如仰卧在床上作髋关节、膝关节、踝关节的屈曲运动）和理疗。需要提醒您的是每日活动量应由小到大，活动时间逐渐增加，循序渐进。当然，这样的功能锻炼还可以融入平时的工作和生活中，如日常生活活动训练（包括穿衣、吃饭、洗澡、上厕所等）、职业技能训练、工艺制作训练等，以改善和增强生活、学习和劳动能力。

下面介绍的关节活动操，简单易行，应于起床后和睡前进行，每个动作最少做 10 次。

（1）颈部运动：放松颈部，头做上下运动；慢慢向左右转动；头向两侧屈，耳朵尽量贴向肩部。

（2）肩部运动：向前后、左右、上下各方向活动肩关节，做圆形运动；双手握在一起放在头后，双肘尽量向后拉。

（3）手腕运动：手腕上下、左右活动。

（4）手指运动：手指分开、并拢；手指屈曲、伸直；拇指与其他手指一个一个地对指。

（5）下肢运动：分别活动髋关节、膝关节、踝关节、脚趾关节，方法与上类似。

说到这里，本书也即将结束，讲了这么多，希望广大的类风湿性关节炎患者能够增强战胜病魔的信心，在医生的协助下利用本书所介绍的各种自然疗法，早日恢复身体健康。